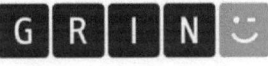

Bibliographic information published by the German National Library:

The German National Library lists this publication in the National Bibliography; detailed bibliographic data are available on the Internet at http://dnb.dnb.de .

Imprint:

Copyright © 1999 GRIN Verlag, Open Publishing GmbH
Print and binding: Books on Demand GmbH, Norderstedt Germany
ISBN: 9783668347014

This book at GRIN:

http://www.grin.com/es/e-book/338884/diagnostico-radiografico-de-la-displasia-coxofemoral-en-el-perro

Patricia Flores de Krivanosoff

Diagnóstico radiográfico de la displasia coxofemoral en el perro

Técnicas de diagnóstico radiográfico

GRIN Publishing

GRIN - Your knowledge has value

Since its foundation in 1998, GRIN has specialized in publishing academic texts by students, college teachers and other academics as e-book and printed book. The website www.grin.com is an ideal platform for presenting term papers, final papers, scientific essays, dissertations and specialist books.

Visit us on the internet:

http://www.grin.com/

http://www.facebook.com/grincom

http://www.twitter.com/grin_com

Facultad de Agronomía y Veterinaria.
Universidad Nacional de Río Cuarto

AUTORA: M.V. Patricia M. FLORES

DIAGNÓSTICO RADIOGRÁFICO DE LA DISPLASIA COXOFEMORAL EN EL PERRO

MONOGRAFÍA:

Para la obtención del grado de especialista en Ciencias Clínicas Veterinarias

Río Cuarto
1999

INDICE

Lista de Figuras

Lista de tablas

.

RESUMEN

Esta monografía consiste en una revisión bibliográfica que se encuentra estructurada en tres grandes ejes temáticos. **El primero** se desarrolla una revisión anatomo-fisiológica y biomecánica, que intenta recordar al lector los factores que tienen el potencial de influir en la estabilidad de la articulación coxofemoral. En la **segunda parte** se aborda la problemática de la displasia coxofemoral en caninos desde diferentes perspectivas considerando, la etiología, su patogénesis y él diagnostico clínico. **El tercer eje temático** se refiere al diagnostico radiográfico analizando la posición del paciente, los errores más frecuentes en la colocación del animal, la anatomía radiológica, los principales signos radiológicos de displasia de cadera y la clasificación. Se describe una técnica radiográfica diferente, conocida como método de PennHip, (*programa de mejoramiento de cadera de la Universidad de Pennsylvania*) que intenta resaltar la importancia de la posición del animal y la calidad de la imagen radiográfica, se discuten estos aspectos frente a las técnicas radiográficas clásicas.

I. INTRODUCCIÓN

La displasia de cadera (DC) es el desorden más frecuente de la articulación coxofemoral canina, y es la causa más importante de osteoartrosis de esta articulación. Esta enfermedad afecta también a otras especies animales y al hombre. Una vez instalada la inestabilidad articular, los fenómenos degenerativos se suceden en forma muy rápida siendo el signo predominante el dolor. Se ha indicado diversos tratamientos médicos y quirúrgicos para tratar de solucionar este problema, con mayor o menor incidencia (Ficus, 1991)

Desde mediados de los años 50 tanto los criadores como los veterinarios vienen ocupándose en distinta escala de la Displasia Coxo-Femoral (DCF). A pesar de las abundantes investigaciones realizadas durante los últimos años, es mínimo el progreso, realizado en la disminución de la prevalencia de la DC (como también se la denomina) en la población canina (Ford, 1992).

No se ha determinado la naturaleza esencial del proceso patológico que produce esta entidad mórbida. Varios estudios han demostrado que en realidad esta patología depende de múltiples factores siendo definida como un crecimiento anormal de la articulación coxofemoral generalmente bilateral. Se manifiesta clínicamente por grados diversos de laxitud de los tejidos blandos periarticulares, inestabilidad articular, deformación de la cabeza, cuello femoral y acetábulo (Riser, 1985).

Las medidas destinadas a disminuir la prevalencia se basan en la exclusión como reproductores, de los animales más severamente afectados. El examen radiológico es el método utilizado para efectuar el diagnóstico de esta enfermedad y la selección de los reproductores. Muchas veces la DCF se diagnostica sobre la base de la anamnesis sintomatología y datos palpatorios pero el diagnóstico definitivo se realiza por la identificación radiológica de la laxitud articular y los cambios morfométricos o degenerativos secundarios (McLauglin, 1997).

El autor considera que es necesario contar con una técnica radiológica que permita reconocer en forma temprana, los signos de enfermedad en los perros con esta patología. Sugiere que esto podría disminuir considerablemente la incidencia de la enfermedad, por esto se propone la aplicación de una metodología de diagnóstico radiológico que permitiría un diagnóstico temprano de la patología.

OBJETIVOS

Los objetivos de este trabajo fueron:

1. Realizar una revisión bibliográfica de los aspectos anatómicos, fisiológicos y biomecánicas de la articulación coxofemoral del perro.

2. Revisar los aspectos etiológicos y fisiopatológicos que se describen en la bibliografía, cómo predisponentes y determinantes para la presentación de esta entidad mórbida

3. Analizar el grado de confiabilidad que aportan las técnicas radiológicas clásicas y la de PennHip, (*programa de mejoramiento de cadera de la Universidad de Pennsylvania*) para el diagnóstico temprano de la DCF.

II. DESARROLLO

1) REVISIÓN ANATOMOFISIOLÓGICA Y BIOMECÀNICA

Retomando lo enunciado en la introducción de este trabajo, se debe destacar que esta revisión anatomo-fisiológica y biomecànica tiene por finalidad, recordar al lector los factores que tienen el potencial de influir en la estabilidad de la articulación coxofemoral.

Siendo presentada en cinco divisiones internas, con la intención de abordar el estudio en cuestión desde una perspectiva que va desde la macro estructura (pelvis en conjunto) hasta el micro estructura (vascularización intrínseca de la articulación coxofemoral), esta división responde al objetivo de presentar en forma simple y clara la literatura consultada.

a) Descripción de la pelvis en conjunto.

b) Descripción de la articulación coxofemoral.

c) Descripción de los grupos musculares que producen movimiento de la articulación.

d) Análisis de algunos aspectos de la anatomía funcional.

e) Vascularización e innervación de la articulación.

a) DESCRIPCIÓN DE LA PELVIS EN CONJUNTO

Estructuralmente la pelvis de un canino se asemeja a una caja rectangular compuesta por los huesos coxales (*os coxae*), el sacro y las primeras vértebras de la cola. Es una estructura que relaciona el tronco con los miembros posteriores, principalmente dirigido para dar propulsión a los cuadrúpedos. Esta caja rectangular se encuentra cerrada parcialmente, a dorsal por el hueso sacro que se articula con los huesos coxales contribuyendo a formar la pelvis ósea, junto con las primeras vértebras caudales o coccígeas .

Cada hueso de la cadera o hueso coxal está formado por la fusión de tres huesos primarios. El mayor de localización cráneo-dorsal, es el íleon, el isquion es más caudal y constituye la mayor parte del piso. El pubis se localiza craneal y ventralmente. En animales jóvenes puede haber un pequeño hueso acetábular que se incorpora al isquion, íleon y pubis (cuando estos huesos se fusionan hacia el tercer mes de desarrollo) contribuyendo en la formación del acetábulo. (Dyce, 1987).Una vez que se completa el crecimiento los límites, determinados por bandas de cartílago, que separan estos huesos, desaparecen por lo tanto describir los tres componentes como unidades apartes solo se justifica para facilitar la interpretación.

♦ ÍLEON

El íleon *(os iliun)* se divide en una porción ancha cóncava lateralmente conocida como ala *(ala ossis ilii)* y otra estrecha, comprimida en el sentido lateral que es el cuerpo *(corpus ossis ilii)*.

El cuerpo forma parte del acetábulo y sé continua con las superficies pélvicas del pubis y del isquion El ala varía mucho de una especie a otra, es oblonga y adopta una posición sagital en el perro. Dorsalmente forma una tuberosidad sacra que en el perro y gato, ha quedado reducida a dos espinas bajas (espinas ilíacas dorsales craneales y caudales). Ventralmente el íleon forma la tuberosidad coxal que también ha quedado reducida a una espina baja y alargada en los carnívoros (espina ilíaca ventral craneal). Las alas presentan dos superficies, una cresta y dos espinas. La superficie externa o glútea, es lisa y cóncava. La superficie interna o pélvica mira hacia la cavidad corporal.

El borde craneal del ala, es arciforme, casi siempre rugoso y se conoce con el nombre de cresta ilíaca, en principio delgada aumentando de espesor en sentido dorsal, uniendo las tuberosidades coxales y sacras

♦ **EL ISQUION**

El isquion *(os ischii)* es el hueso más caudal de la cadera, constituyendo la mayor parte del piso, consta de una tuberosidad, un cuerpo y una rama. Participa en la formación del acetábulo, agujero obturador y sínfisis pélvica. La tuberosidad isquiática es el borde grueso caudolateral del hueso, el ángulo lateral de la tuberosidad es grande proporcionando inserción al ligamento sacrociático, el ángulo medial es redondeado.

La parte craneal del cuerpo esta coronado por una cresta, la espina isquiática, que también se extiende dentro de la parte caudal del cuerpo íleon.

La espina isquiática es redondeada y limitada a caudal por una serie de rugosidades producidas por el tendón del obturador interno, esta área recibe el nombre de escotadura ciática menor.

La rama del isquion, es delgada y ancha, se halla limitada, lateralmente por el agujero obturador, cranealmente se fusiona con el pubis.

♦ **PUBIS**

El pubis *(os pubis)* se localiza ventralmente a craneal del foramen obturador, tiene forma de letra L (ele).

Es el hueso menor de los tres que constituyen el coxal. Se puede describir como constituido por un cuerpo, dos superficies, tres bordes y dos ramas.

El cuerpo se encuentra localizado en dirección craneal al agujero obturador.

Las ramas se denominan rama craneal y rama caudal o de la sínfisis, la craneal participa en la formación del acetábulo, la rama caudal se fusiona con el isquion a nivel de la parte media de la sínfisis pélvica, formando el límite medial del foramen obturador.

El borde craneal es delgado en su parte media (excepto en los animales jóvenes y en el macho), donde se forma el *(pecten ossis pubis)*.

El borde medial se articula con el hueso opuesto en la sínfisis pubiana.

El borde caudal forma el margen craneal del foramen obturador.

♦ **ACETÁBULO**

El acetábulo *(acetábulum)* es una amplia cavidad formada por los tres huesos (íleon, isquion y pubis)

En animales jóvenes puede haber un pequeño hueso acetábular *(os acetabuli)*, que se incorpora al isquion, íleon y pubis (cuando estos huesos se fusionan hacia el tercer mes de desarrollo), contribuyendo en la formación del acetábulo (Dyce, 1987).

En un perro de talla media es de 1 cm de profundidad y 2 cm de diámetro. Esta cavidad recibe la cabeza del fémur formando así la articulación de la cadera o coxofemoral.

El acetábulo consta de una parte articular y otra no articular. La primera *(facie lunata)* forma una gran media luna, abierta medialmente y está cortada internamente por una depresión rugosa no articular, la fosa acetábular *(Fossa acetabuli)*. Este relieve se halla interrumpido ventral y caudalmente por la escotadura acetábular *(incisura acetabuli)*, que se encuentra atravesada por el ligamento transverso acetábular, constituyendo un orificio o foramen acetábular *(acetábulum)*. A través de este orificio penetran los vasos sanguíneos que drenan el ligamento de la cabeza femoral. Atravesando también algunas fibras de este ligamento para insertarse por fuera del borde acetábular.

De igual modo que la cavidad glenoidea de la escapula, la cavidad cotiloidea del acetábulo se encuentra complementada por un labio o rodete periférico fibro-cartilaginoso bien potente llamado rodete cotiloideo *(labrum acetabulare)*, este constituye un anillo completo que se adhiere a toda la extensión del borde acetábular. Su base interna es lisa y esta bañada por la sinovia. Se continúa sin solución de continuidad con la faceta semilunar del acetábulo. Su cara externa, más larga sirve de inserción a la cápsula articular. Él rodete acetábular nivela todas las irregularidades de la superficie acetábular, aumentando la extensión de la cavidad, contribuyendo así a evitar fracturas en su borde.

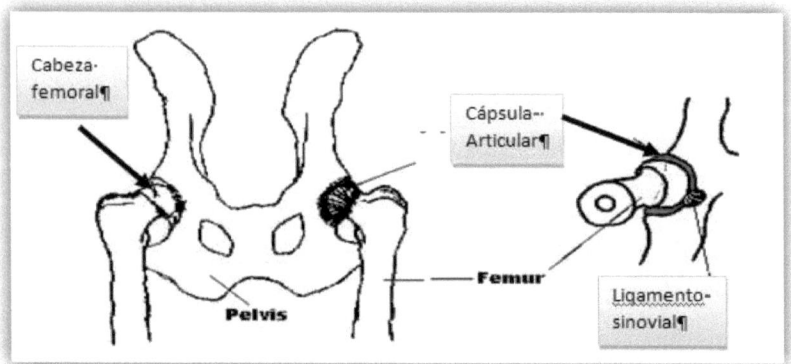

Fig.N°1. Vista ventral de la pelvis de un canino, del lado derecho se visualiza el ligamento de la cabeza femoral (Smith, 1993), modificado.

b) LA ARTICULACIÓN COXOFEMORAL *(ARTICULATIO COXAE)*

La articulación coxofemoral es de tipo esferoide, formada por la cabeza femoral *(caput ossis femoris)* que está asentada profundamente en el acetábulo. Este tipo de articulaciones se encuentra clasificado dentro de las diartrosis también llamadas articulaciones móviles o verdaderas. Se caracterizan por la presencia de una cavidad articular, una membrana sinovial en la cápsula articular y por su movilidad.

Medios de unión articular

La unión coxofemoral es extremadamente sólida y está garantizada principalmente por:

- La cápsula articular;
- Ligamento de la cabeza femoral
- Formaciones accesorias.

♦ **Cápsula articular**

Es grande y robusta constituida por un manguito fibroso, comparable con la articulación escapulo humeral pero más sólida. Cubre completamente el borde acetabular así como la cabeza del fémur y parte del cuello del mismo. Está formada por fibras de tejido conectivo fibroso cuyo espesor no es uniforme, no existiendo engrosamientos tan definidos como para que haya que reconocerlos como ligamentos específicos.

9

En el hombre existen fascículos de refuerzo bien diferenciados dando origen a tres ligamentos (iliofemoral, isquiofemoral y pubiofemoral) pero en el canino no es posible distinguirlos.

- **Ligamento de la cabeza femoral**

Es también denominado ligamento funicular, ligamento del fémur o ligamento redondo (Fig.N°1.). Esta última designación no está justificada en todas las especies ya que es raramente circular sobre su trayecto. En realidad en caninos, es prismático y aplanado sobretodo en su inserción acetábular. Por esta razón su anterior denominación ligamento redondo o ligamento (*teres femori*) ha sido abandonada (Sisson et al, 1982).

Este ligamento es una fuerte banda de tejido colágeno que se extiende desde una fosa acetábular a la fosa de la cabeza femoral. En algunas especies, se forma una expansión que atraviesa la incisura acetábular para unirse al tendón prepúbico. Esta expansión recibe el nombre de ligamento accesorio. En el canino y en el hombre, sus fascículos llegan hasta los márgenes del orificio acetábular, algunas fibras atraviesan la incisura acetábular, insertándose en el borde inferior del pubis. Este refuerzo o fascículo pubiano, no es considerado por los diversos autores consultados como un verdadero ligamento accesorio, este fascículo presente en el canino no es muy importante, desconociéndose su función (Evans, 1991).

En este ligamento no contribuye en gran medida en la conexión articular del perro adulto contrariamente a lo que se suponía antiguamente (Ficus, 1991).

Aunque este ligamento de halla bien vascular izado se ha establecido que sus vasos no penetran mayormente en el hueso (por lo menos en los cachorros ni en los animales jóvenes), etapas importantes en la instalación de la displasia. Una opinión más reciente postula una interferencia con un conjunto de vasos que llegan a la cabeza por el cuello femoral, estos vasos derivan de una arteria que pasa por un túnel debajo del pectíneo y se asegura que sé estenosa por distrofia de este músculo, secundariamente a una anormalidad de la neurona motora inferior, pero aun no ha sido esclarecido totalmente. (Dyce, 1987).

- **Formaciones accesorias**

La conexión articular esta principalmente garantizada por las grandes masas musculares que cubren completamente la articulación así como por la adherencia de las superficies articulares bañadas por sinovia y el vacío existente dentro de la articulación.

La membrana sinovial de la articulación coxofemoral es amplia y se refleja sobre la cara interna de la cápsula articular y sobre el borde libre del rodete acetábular (Fig.N°2). En el punto de inserción se forma un receso entre cápsula articular y la superficie externa del rodete acetábular. La membrana sinovial se refleja también alrededor del ligamento de la cabeza femoral, acompañando a las fibras de este ligamento hasta la incisura acetábular. Finalmente se forma también un pequeño divertículo en la porción de la fosa acetábular que no está ocupada por la inserción del ligamento femoral. Debido al hecho de encontrarse bien protegida por las grandes masas musculares, su punción es muy difícil, además la cantidad de líquido en caninos, es reducida.

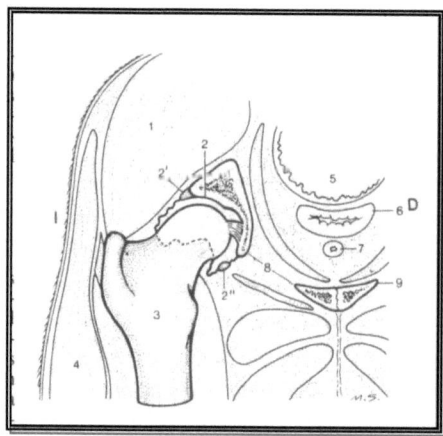

Fig.N°2. Corte transversal a través de la articulación de la cadera izquierda en un perro: 1) glúteo medio; 2) acetábulo, 2') rodete fibroso (*labrum*) del acetábulo, 2") ligamento acetábular transverso; 3) fémur; 4) bíceps; 5) recto; 6) vagina; 7) uretra; 8) agujero obturador; 9) piso de la pelvis (Fuente: Dyce, 1991, modificado).

c) DESCRIPCIÓN DE LOS GRUPOS MUSCULARES QUE INTERVIENEN EN EL MOVIMIENTO DE LA ARTICULACIÓN COXOFEMORAL

Varios músculos potentes actúan sobre la articulación, para producir movimientos de flexión, extensión, aducción, abducción, rotación interna y externa. Serán descriptos de acuerdo a su función en:

➢ Músculos que interviene en la extensión de la articulación;

➢ Los grupos musculares que intervienen principalmente en la aducción

➢ Los grupos musculares que intervienen en la rotación externa de la cadera

➢ Los músculos flexores comunes de la cadera.

Los músculos que interviene en la extensión de la articulación. son más numerosos y desarrollados, siendo esenciales tanto para la locomoción, como para el soporte del peso corporal. Estos músculos incluyen los importantes músculos glúteos (medio, profundo, superficial), piriforme y los grupos musculares del coxal (bíceps femoral, semitendinoso, semimembranoso, grácilis y aductor).

⇒ *Músculos glúteos*

Los músculos glúteos además de contribuir a la extensión de la articulación contribuyen a producir la rotación interna de la articulación y abducción del fémur

- *Músculo glúteo Superficial (gluteus superficialis)*

Es un músculo pequeño, situado a caudal del glúteo medio, está cubierto por la fascia glútea. Sus fibras corren distalmente, desde la aponeurosis glútea que cubre al glúteo medio, sacro y primera vértebra caudal, hasta el trocánter mayor, donde convergen ligeramente formando una aponeurosis.

Origen: fascia glútea y ligamento sacro-tuberoso.

Inserción: trocánter mayor del fémur, aponeurosis femoral lateral.

Acción: extiende la cadera y produce abducción de la extremidad.

Inervación: nervio glúteo caudal

- *Músculo glúteo medio (gluteus medius)*

Es un músculo ovoideo, situado entre el tensor de la fascia lata y el glúteo superficial. Sus fibras son paralelas al eje longitudinal del cuerpo.

12

Origen: cresta ilíaca, cara glútea del ilion, fascia glútea y ligamento sacro-tubreroso o sacro-ilíaco dorsal.

Inserción: trocánter mayor del fémur, aponeurosis femoral lateral.

Acción: extiende la cadera.

Inervación: nervio glúteo craneal.

- **Músculo glúteo profundo** *(gluteus profundus)*

Esta completamente cubierto por el músculo glúteo medio y se adhiere firmemente sobre la cápsula articular.

Origen: cuerpo del ilion.

Inserción: trocánter mayor del fémur.

Acción: extensor y abductor de la cadera.

Inervación: nervio glúteo craneal.

- **Músculo piriforme**

Se halla a caudal y medial del músculo glúteo medio y está completamente cubierto por el músculo glúteo superficial

Origen: cara lateral de las tres primeras vértebras caudales.

Inserción: trocánter mayor del fémur.

Acción· extiende la cadera y abductor del miembro.

Inervación: nervio ciático.

⇒ **Grupos musculares de coxal**

- **Músculo bíceps femoral o crural** *(bíceps femoris)*

Es el músculo más voluminoso del miembro pelviano, se encuentra a caudal y lateral del muslo, la mayor parte de sus fibras discurren en dirección caudal y distal

Origen: tuberosidad isquiática y ligamento sacrociático o tuberoso mayor.

Inserción: cara craneal de la rótula, ligamento rotuliano, borde craneal de la tibia, fascia lata, fascia de la pierna y tuberosidad del calcáneo.

Acción: abductor del miembro pelviano, flexor y extensor de la rodilla y del tarso

Inervación: nervio ciático.

- **Músculo semitendinoso** *(semitendinosus)*

Es el músculo más superficial del tercio medio del muslo

Origen: se extiende desde la tuberosidad isquiática.

Inserción: mediante dos tendones, uno en la cara medial de la tibia y otro en el calcáneo formando parte del tendón calcáneo común.

Acción: extiende la cadera y tarso con el pie apoyado en el suelo. En la marcha es flexor de la rodilla.

Inervación: nervio ciático y nervio tibial.

- *Músculo **semimembranoso** (semimembranosus)*

Es el músculo más caudal del muslo. Se localiza en forma de cuña entre el semitendinoso, el bíceps, el grácilis y el aductor. Posee dos vientres de casi igual tamaño. Este músculo corto pero fuerte se extiende desde la tuberosidad isquiática al lado medial del extremo distal del fémur y proximal a la tibia.

Origen: tuberosidad isquiática

Inserción: borde medial de la superficie rugosa del fémur y cóndilo medial de la tibia.

Acción: con el pie firmemente apoyado en el suelo, extiende la cadera, en la marcha es extensor de la cadera y es flexor de la rodilla.

Inervación: nervio ciático y tibial.

B) Los grupos musculares que intervienen principalmente en la aducción

La mayoría de estos músculos pertenecen al grupo medial y son: el músculo grácilis, el aductor, el músculo pectíneo y el obturador externo.

- *Músculo **grácilis** (gracilis)*

Es el músculo más medial del muslo, interviene también en la extensión de la articulación.

Origen: sínfisis pélvica por medio del tendón sinfisial.

Inserción: cara medial de la tibia, ligamento rotuliano y fascia de la pierna.

Acción: aductor del miembro y flexión de la rodilla.

Inervación: nervio obturador.

- **Músculo** aductor *(adductor)*

Consta de dos músculos, uno pequeño denominado; aductor largo *(adductor longus)* y otro mayor llamado; aductor grande *(adductor magnus)*. Se trata de un músculo grande piramidal comprimido entre el semimembranoso y el pectíneo. Se halla cubierto en parte por el bíceps femoral lateralmente y por el grácilis en dirección medial.

Origen : sínfisis de la pelvis y superficie ventral de pubis e isquion

Inserción: labio lateral de la cara áspera y en la cara caudal del fémur, cerca de la fosa trocantérica.

Acción: aductor del miembro pélvico.

Inervación: nervio obturador.

- **Músculo pectíneo** *(pectineus)*

Es un pequeño músculo fusiforme. Este músculo nace en la eminencia ileopúbica y en el ligamento púbico craneal, compuesto de fibras transversales que unen la cresta pectínea de un lado con la de otro. El tendón de inserción del pectíneo se encuentra entre el aductor y el vasto medial

Origen: ligamento púbico craneal y eminencia ileopúbica.

Inserción: extremo distal del borde medial de la superficie rugosa del fémur

Acción: aducción del miembro y rotador medial, flexión de la cadera.

inervación: nervio obturador y femoral.

- **Músculo obturador externo** *(obturator externus)*

.Este músculo además de ser un aductor, es en potencia un rotador externo del muslo.

Origen: cara ventral del isquion y del pubis alrededor del agujero obturador.

Inserción: fosa trocantérica

Acción: rotación externa de la cadera y aductor del m pelviano.

Inervación: nervio obturador

C) Los grupos musculares que intervienen en la rotación externa de la cadera: el obturador externo, el obturador interno, los músculos gemelos, el cuadrado femoral y el iloeopsoas.

- **Músculo obturador interno** *(obturator internus).*

Es un músculo en forma de abanico cuyas fibras convergen hacia la escotadura ciática menor.

Origen: cara dorsal del isquión y del pubis, alrededor del agujero obturador.

Inserción: fosa trocantérica.

Acción: rotación externa de la cadera.

Inervación: nervio ciático.

- **Músculos gemelos** *(gemelli)*

Son dos pequeños músculos fusionados el gemelo espinal y el gemelo tuberal

Origen: en la cara lateral del isquion, el gemelo espinal en la tuberosidad isquiática y el gemelo tuberal en la cresta isquiática.

Inserción: sus tendones se unen al músculo obturador interno y juntos terminan en la fosa trocantérica.

Acción: rotación externa o lateral del miembro pelviano.

Inervación: nervio ciático.

Músculo cuadrado femoral *(quadratus femoris)*

Es un pequeño músculo que se encuentra caudal al extremo proximal del fémur. Es corto y grueso, situado debajo del bíceps.

Origen: en la cara ventral de la tuberosidad isquiática.

Inserción: en la cara caudal del fémur, en la fosa trocantérica.

Acción: extensor y rotador externo de la cadera.

Inervación: nervio ciático

Músculo iliopsoas *(*iliopsoas*).*

Músculo formado por el psoas mayor e iliaco, es un músculo sublumbar debido a su disposición este músculo tiene acción flexora de la articulación de la cadera y produce su rotación externa

Origen: El músculo iliopsoas se origina en la cara ventral de las vértebras lumbares en la superficie pélvica del ala del ilion y su punto de inserción en el trocánter menor del fémur.

Inserción: trocánter menor del fémur

16

Acción: flexión de la cadera y del tronco cuando el miembro está apoyado.

inervación: nervio femoral y ramos ventrales de los nervios sublumbares.

D) Los músculos flexores comunes de la cadera:

Músculo sartorio craneal (sartorius, pars cranialis)

Es el músculo más craneal del muslo. Nace del tendón sinfisial, tiene una estructura tendinosa gruesa y plana que se inserta ventralmente en la sínfisis de la pelvis, la aponeurosis del grácilis cubre al músculo aductor.

Origen: cresta iliaca, espina ilíaca ventral craneal y fascia toracolumbar.

Inserción: borde craneal de la tibia y con el semitendinoso, tuberosidad calcánea, base de la rótula donde forma un tendón común con los músculos recto femoral y vasto lateral.

Acción: flexor de la cadera si el miembro está apoyado, extiende la rodilla si el miembro esta elevado.

Inervación: nervio femoral (su rama safena).

- **Músculo sartorio caudal (sartorius, pars caudalis)**

  Origen: cresta ilíaca, espina ilíaca ventral craneal y fascia toraco-lumbar.

  Inserción: borde craneal de la tibia.

  Acción : adduce el miembro

  Inervación: nervio femoral (su rama safena).

Músculo tensor de la fascia lata (faciae latae)

Es un músculo triangular que se origina proximalmente en la tuberosidad coxal, Puede dividirse en dos porciones una craneal más superficial que se inserta en la aponeurosis femoral y que irradia sobre el cuádriceps confundiéndose con la inserción aponeurótica del bíceps crural. La porción caudal más profunda se inserta sobre una capa de la aponeurosis femoral lateral que corre por debajo del bíceps hacia la rodilla sobre la superficie lateral del vasto lateral

Origen: tuberosidad coxal y cuerpo del ilion

Inserción: fascia lata, aponeurosis femoral lateral

Acción: tensa la fascia lata, flexiona la cadera y extiende la rodilla

Inervación: nervio glúteo craneal

- **Músculo cuádriceps femoral (crural)** *(quadriceps femoris)*

Se divide en cuatro porciones de origen que se fusiona distalmente, convergiendo en un único tendón que se inserta en la base de la rotula De estas, la única que interviene en el movimiento de la cadera es el recto femoral, las restantes solo ejercen su acción en el ámbito de la rodilla.

◊ **Vasto Lateral** *(vastus lateralis)* es una de las cabezas del músculo anterior, se encuentra lateral y caudal al recto femoral

Origen: cara y borde lateral del fémur

Inserción: rótula

Acción: extiende la rodilla

Inervación: nervio femoral

◊ *Recto Femoral* (rectus femoris)

Es una de las partes del músculo cuádriceps femoral, es el más craneal y el único que nace en el ilion

Origen: craneal al acetábulo

Inserción: rótula

Acción: flexor de cadera y extensor de la rodilla

Inervación: nervio femoral

◊ *Vasto Intermedio (vastus intermedius)*

Es una de las cabezas del músculo cuádricep femoral que descansa directamente sobre la cara craneal lisa del fémur

Origen: cara craneal del fémur.

Inserción: rótula

Acción: extensor de la rodilla

Inervación: nervio femoral

◊ **Vasto medial** (vastus medialis)

Es una de las cabezas del músculo cuádricep femoral.

Origen: cara medial del fémur.

Inserción: rótula

Acción: extensor de la rodilla

Inervación: nervio femoral

Músculo articular de la cadera (articularis coxae)

Es muy pequeño, esta debajo del músculo recto femoral y su acción principal es sobre la cápsula articular

Origen: ilion, caudal al origen del músculo recto femoral

Inserción: cápsula articular de la cadera y cara craneal de la extremidad proximal del fémur

Acción: en la flexión de la cadera tensa la cápsula articular

Inervación: nervio femoral.

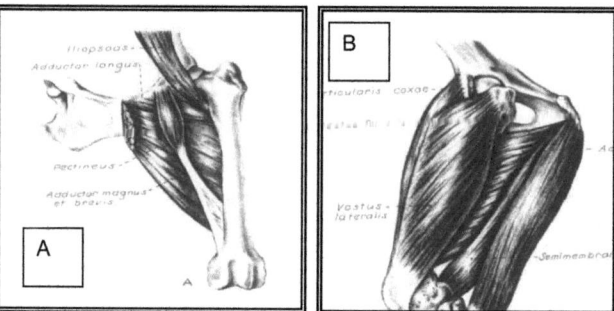

Fig.N°3. Músculos que rodean la articulación coxofemoral **A)** Vista Craneal iliopsoas, pectíneo, aductor largo; aductor grande **B)** Vista lateral aductor, recta femoral, semimembranosa, vasto lateral. (Fuente: Evans 1991, modificado).

d) .ANÁLISIS DE LA ANATOMÍA FUNCIONAL.

Aunque es una articulación esferoidal, la cadera no posee una excursión de movimientos completa como se anticiparía en esta clase de articulación. En los animales grandes el movimiento se limita a la flexión y extensión, con capacidad limitada para la rotación, la abducción y aducción. La restricción de movimientos se debe a los ligamentos intra-articulares y a los músculos mediales del muslo. Esta articulación es más versátil en

19

el perro, permitiendo un movimiento relativamente libre en todas las direcciones del espacio (Dyce, 1991).

La cabeza del fémur en flexión tiende a salir del acetábulo por la superficie caudal y es mantenida en su posición por los ligamentos (especialmente la cápsula articular) y sobre todo por la tracción de los músculos glúteos.

El ligamento de la cabeza femoral soporta también la flexión hasta cierto punto. Al extender el miembro se produce el mecanismo inverso tendiéndose a producir la luxación craneal de la cabeza del fémur, que es impedida por el refuerzo craneal de la cápsula (*zona orbicularis*) y por el ligamento de la cabeza femoral, pero sobre todo por la acción del músculo recto femoral.

Los movimientos de aducción y abducción son amplios en la especie humana, siendo más reducidos en el canino. Sin embargo, la capacidad de abducción en los perros se comprueba por la facilidad con que levantan la pata al orinar.

La circunducción es el movimiento por el cual el radio femoral pasa por las tres posiciones antes citadas (flexión, extensión, aducción y abducción) forma en la especie humana un cono bien amplio y es en el canino prácticamente imposible.

Los movimientos de rotación externa e interna son muy reducidos en los cuadrúpedos observándose un cierto grado de rotación externa cada vez que se produce la flexión de la articulación (Evans et al, 1989).

e)-VASCULARIZACIÓN E INERVACIÓN

- **CIRCULACIÓN ARTERIAL**

El abastecimiento vascular de la articulación coxofemoral del carnívoro es extenso y anastomótico. Las arterias que intervienen en la vascularización de esta región (en orden de importancia decreciente)son las siguientes:

- Arteria circunfleja femoral lateral *(A. circunflexa femoris lateralis)*;
- Arteria circunfleja femoral medial *(A. circunflexa femoris medialis)*;
- Arteria glútea caudal *(A.glutea caudalis)*;
- Arteria glútea craneal (A. *glutea cranialis)*;
- Arteria ileolumbar *(A. iliolumbalis)*.

La Arteria (A) circunfleja femoral lateral y medial son grandes ramas provenientes de la arteria femoral *(A. femoralis)* y la arteria femoral profunda (A. profunda *femoris)* mientras que la arteria glútea es oriunda de la arteria ilíaca interna (A. *ilíaca interna)* y la A. iliolumbar se origina de la A. glútea caudal.

La arteria circunfleja femoral lateral se origina de la arteria femoral *(A. femoralis)* que a su vez es la continuación directa de la arteria ilíaca externa.

La arteria circunfleja femoral lateral se aproxima a la articulación por su cara ventral dividiéndose en tres ramas: descendente, transversa y ascendente De las tres ramas mencionadas la ascendente es la única que contribuye a la irrigación de la articulación, enviando importantes ramificaciones a la superficie cráneo-dorsal de la cápsula articular. Esta rama contribuye junto con la rama de la arteria circunfleja femoral medial para formar el anillo vascular extracapsular, también denominado arco arterial anastomótico extracapsular.

La arteria circunfleja femoral medial es la continuación directa de la arteria femoral profunda *(A. profunda femoris)* luego que esta última emite el tronco pudendo epigástrico *(truncus pudendoepigastricus),* se aproxima a la articulación por su cara ventral y se ramifica en arterias capsulares que nutren la articulación en su cara caudo ventral. En su trayecto se desprenden varias ramas, siendo las más importantes. la rama profunda o ascendente, una gran rama obturatriz y una pequeña rama acetábular .

La rama profunda emite la principal arteria nutricia del fémur.

La rama ascendente emite ramas para la cápsula y para los pequeños orificios nutricios de la fosa trocantérica.

La gran rama obturatriz participa en la irrigación de la cápsula con pequeños vasos que desprenden en su trayecto al foramen obturador.

La pequeña rama acetábular emite en su terminación un vaso que penetra la incisura acetábular.

La arteria glútea caudal, envía ramas para la fosa trocantérica que contribuye a formar el anillo vascular extracapsular.

La arteria glútea craneal, es un contribuyente secundario del arco arterial extracapsular. Se origina de la porción intrapelvica de la arteria glútea caudal. Los ramos que intervienen en la formación del anillo vascular acetábular se originan en la porción craneal del acetábulo.

La arteria ileolumbar es la principal arteria nutricia del ilion. Se origina de la arteria glútea ventral en el borde del sacro y también interviene de forma secundaria en la formación del anillo arterial extracapsular

En todas las articulaciones de los mamíferos, los tejidos subsinoviales de los bordes del cartílago articular poseen una rica red anastomótica denominada; circulo anastomótico subsinovial o anillo vascular la cabeza femoral, ubicada en los márgenes del cartílago articular anastomosándose en el centro de la cabeza femoral.

En el margen del cartílago articular forman un anillo vascular intracapsular incompleto, simultáneamente el anillo mencionado forma arterias metafisiarias que penetran profundamente en el cuello femoral y se anastomosan con las ramas terminales de las arterias nutricias de la diáfisis femoral. Las arterias epifisisarias ascendentes forman arcos vasculares anastomótico.

La porción terminal de la metáfisis femoral especialmente el cuello, recibe cuatro formas de nutrición sanguíneas;

- ramas de arterias epifisiaria que atraviesan la región de la fisis para llegar a la metáfisis,
- ramas directas del arco arterial intracapsular
- ramas de las arterias nutricias ascendentes de la fosa trocantérica
- ramas terminales de las arterias nutricias del fémur.

Los componentes óseos del acetábulo reciben en su porción acetábular, irrigación sanguínea intra ósea principalmente a través de la arteria nutricia del ilion y dos pequeños vasos, que penetran los forámenes nutricios que rodean el acetábulo. La cabeza femoral recibe ramas de las arterias ascendentes del cuello femoral (arterias epifisiarias) y una contribución secundaria de la arteria que acompaña al ligamento de la cabeza femoral (Kaderly et al, 1982).

En los animales jóvenes existen algunas variaciones antes del cierre del cartílago de crecimiento.

La circulación de la epífisis de la cabeza femoral en cachorros será descripta sobre tres regiones extraarticular, intraarticular e intraósea.

CIRCULACIÓN EXTRAARTICULAR

La irrigación arterial de la epífisis de la cabeza femoral y el cuello se realiza a través de la arteria circunfleja femoral medial y lateral.

La A. circunfleja femoral medial termina por anastomosarse con los brazos de la arteria circunfleja femoral lateral formando un semicírculo arterial en la región de la fosa trocantérica.

La A. circunfleja femoral lateral provee la mayor parte de la irrigación arterial a la epífisis de la cabeza femoral.

En el cachorro la epífisis de la cabeza femoral es irrigada por el retináculo arterial superior e inferior. Este llega a la epífisis atravesando la articulación en el cuello del fémur.

CIRCULACIÓN INTRAARTICULAR

La arteria retinacular inferior es un brazo de la A. circunfleja femoral medial y difiere de otras arterias porque toma un curso extraarticular a lo largo de la parte medial de la cápsula. Acompañada por las venas se dirige cranealmente a lo largo del cuello del fémur, formando un pliegue en la membrana sinovial el cual luego se hace pedunculado.

La arteria retináculo arterial superior es una rama terminal de A circunfleja femoral lateral.

Todos los vasos del retináculo cursan en toda la longitud de la cabeza femoral cruzando el disco epifisial en la periferia y luego penetran en la epífisis, uno o dos milímetros arriba de la unión entre la epífisis y la metáfisis (Fig. N° 4).

.

CIRCULACIÓN INTRAOSEA

La arteria retinacular penetra la epífisis en varios lugares, predominantemente a lo largo de la cara inferior y superior de la misma. En perros grandes (de tamaño) la penetración arterial es más separada una de la otra. Las arterias pasan directamente a través del cartílago articular de la epífisis y entran al centro de osificación. Desde allí se ramifican en un patrón radial y corren debajo de la cápsula subcondral de manera circular y centrípeta. A diferencia de las venas las arterias no son tortuosas. Una vez que entran a la epífisis las arterias se anastomosan libremente. En la porción cartilaginosa de la epífisis no hay brazos arteriales.

Juzgando la circulación por el tamaño relativo de la arborización intraepifisial se estimo que el retináculo superior nutre al 70 % de la epífisis y la arteria retinacular inferior y anterior irriga el 30% restante.

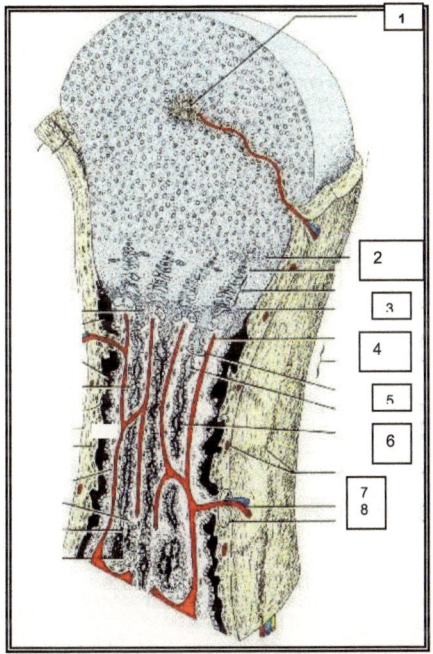

Fig. N° 4 Esquema de la anatomía normal de la cabeza femoral de un animal joven 1) centro de osificación secundario 2) zona de proliferación cartilaginosa 3) condrocitos 4) zona de reabsorción cartilaginosa 5)matriz cartilaginosa 6)matriz ósea 7) vasos perforantes 8) canal nutricio (Fuente: Klaus et al, 1994, modificado).

CIRCULACIÓN VENOSA

La mayoría de las venas responsables del drenaje venoso del miembro pélvico son satélites de las arterias   Las venas colaterales localizadas inmediatamente bajo el cartílago articular son numerosas, drenando directamente a la medula ósea. Desde la cabeza femoral atravesando el cartílago del crecimiento, el drenaje venoso adopta una configuración radiada similar a la arterial. Por la ausencia de válvulas se puede producir un retorno venoso nuevamente hacia la cabeza femoral por debajo de la hoja visceral de la membrana sinovial (Bassett et al, 1969.) En síntesis se pueden presentar tres diferentes posibilidades de drenaje venoso, las venas del plexo de la membrana sinovial que acompañan las arterias ascendentes epifisiarias (Vasos retinacularis); un drenaje intraóseo a través de uno o dos tractos colaterales y por último un flujo venoso retrógrado ya citado llevando la sangre de la metáfisis a la epifisis por debajo de la membrana sinovial. Por el tamaño del plexo subsinovial del retináculo la mayoría de los autores le acreditan a este la mayor parte del drenaje de la epífisis sinovial

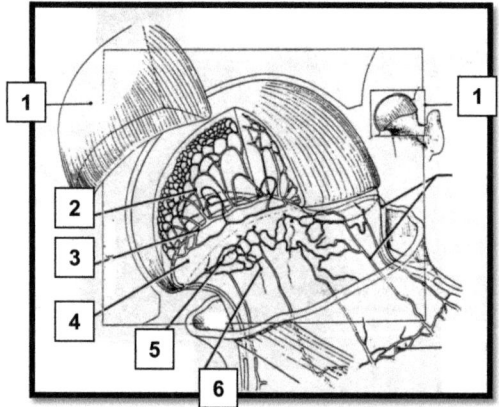

Fig.N°5. Diagrama del patrón vascular en cabeza y cuello femoral en un adulto.1) corte anatómico 2) arterias ascendentes de la cabeza femoral 3) arterias metafisiarias 4) anillo vascular intracapsular 5) epífisis 6) arterias apifisiales (Fuente: Kaderly, 1983, modificado).

INERVACIÓN

La cadera, a semejanza de muchas otras articulaciones, posee una cápsula, ligamentos, tejido adiposo intra-articular y vasos sanguíneos con rica inervación, al parecer no existen terminaciones nerviosas en la membrana sinovial.

La inervación articular consiste en receptores mecánicos que desencadenan mecanismos reflejos estáticos y dinámicos sobre el control muscular (receptores propioceptivos).

Los nervios articulares aferentes contienen fibras mielínicas o amielínicas y van directamente a los nervios periarticulares o los nervios que están entre las fibras musculares de los músculos que rodean la articulación.

25

2) ETIOLOGÍA, PATOGENESIS Y DIAGNÓSTIC0

DEFINICIÓN: se presentan las definiciones de los referentes teóricos

La displasia coxofemoral (DC) es una malformación congénita de la articulación de la cadera, en la que el acetábulo cotiloideo y la cabeza femoral no concuerdan mutuamente y está caracterizada por la ausencia de conformidad entre la cabeza femoral y el acetábulo (Riser, 1974)

La displasia de cadera canina es literalmente un desarrollo anormal de la cadera; La palabra displasia deriva del griego *dys:* anormal y del griego *plassein* : significa formar; o sea desarrollo o formación anormal, caracterizada por ser una afección evolutiva multifactorial y genéticamente dependiente, presentándose en los primeros estadios, con varios grados de inestabilidad articular, posteriormente con subluxación y el desarrollo de una enfermedad degenerativa, *osteoartrosis* (Cardinet, 1997)

Es una enfermedad bio-mecánica en la que existe un desequilibrio entre la masa muscular y el crecimiento de la estructura ósea del perro, acompañada de presiones en las articulaciones con pérdida de la congruencia entre el acetábulo y la cabeza del fémur, pudiendo afectar a una o ambas articulaciones (Thibaut ,1999).

ANTECEDENTES

La Displasia de cadera fue descrita por primera vez en 1935 por Gerry Schnelle quién encontró que especialmente las razas de mayor alzada y peso tenían defectos en sus caderas

Al introducir la radiología en la medicina veterinaria a fines de los años 20, se comenzó a observar gran cantidad de caninos con articulaciones coxofemorales defectuosas. Cuando el Dr. Schnelle comenzó a tomar radiografías pélvicas de perros de gran tamaño encontró que más de la mitad de los perros Pastores alsacianos y otros perros de gran talla, presentaban cambios articulares coxofemorales que se designaron como **displasia de cadera** (Schnelle, 1954).

A medida que se estableció el uso rutinario de la radiología se observó que un alto porcentaje de perros de gran talla presentaba esta nueva enfermedad.

Al final de los años 40 se vio incrementada la población de Pastores alemanes en Estados Unidos, por lo que la importancia de la displasia de cadera se volvió evidente para el criador, el dueño y el veterinario.

En 1958 la Displasia Coxofemoral (DC) fue definida como, un ejemplo de enfermedad biomecánica, representada por una disparidad entre la masa muscular primaria y el crecimiento rápido del esqueleto. De acuerdo con esta teoría, los músculos pélvicos se desarrollan con demasiada lentitud para mantener la congruencia articular necesaria para la evolución normal de la cadera. Esto se debería al hecho que esta articulación depende en gran medida, de la potencia de la masa muscular que la rodea para mantener su estabilidad (Riser, 1985).

Al principio la DC se consideraba que era una enfermedad netamente hereditaria y hasta que las investigaciones de Riser, 1967, indicaron que es una enfermedad causada por la interrelación de factores ambientales y hereditarios.

La DC no es exclusiva del perro, se presenta también en otras especies inclusive en el hombre, pero en este último, los signos se presentan desde el momento del nacimiento, mientras que los cachorros nacen con caderas normales y las anormalidades relacionadas con la displasia aparecen durante el crecimiento del esqueleto. Es en este periodo, donde las condiciones ambientales pueden intervenir en el grado de presentación de la predisposición congénita (Loeffler, 1991).

Se pensaba que la displasia de cadera solo afectaba a caninos grandes y pesados, pero actualmente se sabe que afecta a todas las razas de perros, atacando principalmente a los pacientes acromegálicos y de crecimiento rápido, siendo el San Bernardo la raza más afectada, presentándose igualmente en machos y hembras, pudiendo afectar una o ambas articulaciones, siendo en la mayoría de los casos bilateral (Riser, 1996).

La predisposición a la aparición de la DC, viene dada desde el momento del nacimiento, produciéndose su evolución durante la fase de crecimiento del esqueleto (Ficus, 1991).

Otros autores consideran que la enfermedad se puede desarrollar y no ser congénita, ya que al momento de nacer no se detectan anormalidades en pacientes que más tarde serán afectados (Riser, 1996).

En la actualidad la displasia de cadera se define como una enfermedad de etiología multifactorial, habiéndose demostrado que tanto los factores genéticos, como los factores ambientales y de manejo contribuyen al desarrollo de la enfermedad siendo considerada de tipo poligénico multifactorial (Smith, 1963).

ETIOLOGÍA

A pesar de las extensas investigaciones realizadas en las últimas dos décadas, es mínimo el progreso verificado en la elucidación de la etiopatogenia de esta enfermedad. Las teorías sobre la etiología, heredabilidad, tratamiento y control son muy variables.

Existe coincidencia en considerarlo un problema complejo, donde interactúan una serie de factores predisponentes como debilidad genética y tensiones ambientales que conducen en forma variable al surgimiento de la enfermedad articular degenerativa. El grado de afección varía desde cambios minúsculos en la estructura ósea, hasta la destrucción total de la cadera.

Existen debates respecto si la causa fundamental es intrínseca o extrínseca. Los que proponen una causa intrínseca consideran que los cambios primarios se producen en el desarrollo de la articulación coxofemoral. En cambio los que apoyan una causa extrínseca consideran que las anormalidades de la cadera, son secundarias a otras anomalías físicas o a una falta de adecuación de los músculos que sostienen la articulación durante el desarrollo. También existen factores raciales que gobiernan el tipo de adhesión pélvica, influyendo en la evolución de la DC. Cualquiera sea la causa el resultado final es una articulación inestable predispuesta a la degeneración (Riser, 1974).

En esta exposición se va a dividir la etiología en dos grandes ítem, uno que involucra a los **factores extrínsecos**, bajo el titulo de factores ambientales y de manejo y el otro describe a los **factores intrínsecos,** relacionada a defectos hereditarios.

FACTORES AMBIENTALES Y DE MANEJO

A través de los siguientes cuestionamientos, se intentará dar a conocer las distintas investigaciones que se realizaron tratando de verificar el grado de influencia que tienen los factores externos en el desarrollo de la enfermedad.

Entendiéndose como factores ambientales y de manejo a todos los factores que pueden influir, desde la fusión de las células embrionarias hasta la maduración completa de las articulaciones coxofemorales de un individuo, pudiendo estos afectar el desarrollo de la articulación.

El periodo bastante extenso requerido para la fusión ósea de la cadera, aproximadamente 6 meses, predispondría a la articulación a fuerzas anormales extrínsecas e intrínsecas que pueden alterar su conformación. Son varios los factores ambientales que han sido descriptos como influyentes o coadyuvantes en la manifestación clínica y/o radiológica de la displasia. Se pueden mencionar: velocidad de crecimiento, alimentación, raza, la masa muscular pélvica, ejercicio (cantidad y calidad), laxitud articular, etc.

✓ **¿Puede la velocidad de crecimiento afectar la presentación de DC?**

Basándose en el hecho que la DC afecta con más frecuencia a razas grandes, bien alimentadas y de rápido crecimiento. Se sugirió que el rápido incremento de peso y el tamaño del paciente pueden provocar que un cachorro con caderas estructuralmente normales al nacimiento, manifieste esta afección por una incongruencia entre el crecimiento del esqueleto y el desarrollo de las masas musculares. El retraso del músculo para desarrollar y alcanzar la madurez funcional al mismo ritmo que el esqueleto, posibilita que una articulación como la cadera que depende del poder muscular y del refuerzo del tejido conectivo para su estabilidad, se haga incongruente. La ausencia de soporte permite la subluxación de la cabeza femoral y del acetábulo, disparando una serie de eventos que concluyen en la displasia de cadera y enfermedad articular degenerativa (Riser, 1967).

Esta hipótesis es avalada por otros investigadores, postulando que los defectos esqueléticos son secundarios a una relajación de la cápsula articular, pudiendo deberse a una disparidad en el ritmo de crecimiento entre el esqueleto y los músculos correspondientes (Noden y Lahunta, 1990).

Otros autores cuestionan estas hipótesis postulando el hecho que la DC se presenta también en perros de pequeño y mediano tamaño como el Cocker Spaniel y el Beagle, siendo descripta también en gatos y chinchillas. Estos datos son considerados como un indicio de que el rápido crecimiento corporal no es el factor único o indispensable en la aparición de la DC (Loeffler, 1991).

Por lo expresado hasta aquí puede afirmarse que un sistema esquelético que crece rápidamente es más propenso a trastornos, que un sistema esquelético que crece lentamente. La velocidad de crecimiento, la intensidad metabólica, la carga de la masa corporal y el rendimiento motor deben producirse en forma armónica entre sí. Una falta de concordancia de estos factores puede ser desencadenante de los cambios que determinan la aparición de la enfermedad, en animales cuya herencia genética los predispone (Riser, 1996).

✓ **¿Cómo influye la alimentación en la presentación de la DC?**

Aunque son muchas las consideraciones nutricionales que han sido implicadas en la enfermedad esquelética del perro de raza grande en crecimiento, generalmente se señalan tres factores predominantes: las concentraciones de: proteínas, energía y calcio en la dieta.

Así una alimentación excesivamente rica en energía y sustancias proteicas en los perros de razas de gran tamaño es una condición para que se exprese el potencial genético establecido, que se vería dificultado de expresar en caso de una alimentación deficitaria. La falta de movimiento, enfermedad y otras circunstancias pueden ejercer una influencia negativa sobre el potencial genético (Hedhammar, 1974).

30

Se especula que, en los animales alimentados con dietas restringidas se puede afectar el momento del cierre de las placas de crecimiento, (normalmente estas placas no cierran hasta los 4 a 10 meses), este es el periodo de más riesgo. A esta edad, la prevalencia de expresión fenotípica se puede disminuir reduciendo la ingesta calórica (Lust et al, 1973).

McLauglin & Tomlinsson (1997) aseguran que no hay evidencias concluyentes para documentar que los niveles de carbohidratos, proteínas o grasas afecte de manera definitiva la presentación de la DC.

Sin embargo, en investigaciones realizadas sobre el efecto de consumo de energía dietaria y la enfermedad esquelética en perros Gran Danés en crecimiento, la dieta que se ofreció, *ad libitum,* produjo un dramático aumento de la incidencia de las patologías del esqueleto, en comparación con la oferta de la misma dieta al 66% del consumo *ad libitum* (Hedhammar, 1974).

Otros trabajos similares mostraron que el crecimiento máximo dio por resultado un tejido esponjoso menos denso y más débil por unidad de superficie, no ofreciendo el soporte adecuado para el cartílago articular. Evidentemente un alto nivel de consumo de energía, puede promover una excesiva tasa de crecimiento, en perros de razas grandes y aumentar el potencial para el desarrollo de patologías esqueléticas (Dammrich, 1991).

El consumo de una dieta rica en energía y con alta concentración de calcio son dos factores claves que pueden interferir con el normal desarrollo del esqueleto y promover la patología del mismo. También es evidente que la concentración de la proteína de la dieta, dentro de un amplio rango, no influye sobre la incidencia de la enfermedad del esqueleto en el cachorro de raza grande (Lephine, 1998).

Según la bibliografía otro factor a tener en cuenta es el contenido mineral de los alimentos. Aquí especialmente, la proporción entre calcio y fósforo, ha de ser 1:08. En las raciones alimentarias caseras con gran contenido de carne, esta relación se desplaza a menudo a favor del fósforo. Sin una administración adicional de calcio se llegaría a una degradación de la reserva ósea de calcio, para compensar la relación calcio fósforo de la sangre. Del mismo modo una oferta excesiva de calcio puede tener consecuencias tan graves como el déficit del mismo (Schneider-Haiss, 1991)

Se ha demostrado que los perros de razas grandes no son eficientes en la regulación negativa de la absorción de calcio intestinal, por lo tanto menos capaces de protegerse a sí mismos de una dieta alta en calcio. Por el contrario el transporte activo de calcio a nivel intestinal es muy eficiente cuando la concentración de calcio en la dieta es baja pudiendo absorberse a nivel intestinal más del 90 % del calcio. En consecuencia el perro está más protegido contra una absorción de calcio insuficiente que contra una absorción excesiva de calcio (Lephine, 1998).

En investigaciones realizadas con perros de raza Gran Danés en crecimiento, desde el destete a los 6 meses de edad, se demostró que el efecto de la dieta con alto contenido de calcio (3,30% de Ca/0,90 de P), tiene un efecto significativo en el desarrollo, morfología y patología del esqueleto. Debido al elevado índice de resorción del calcio desde el intestino, se produce fácilmente una elevación del calcio sérico, aumentándose la formación de sustancia ósea (aumento de osteoblastos) pero se retrasa el metabolismo óseo necesario para la maduración del esqueleto (disminución de la actividad osteoclástica, mas retención de conos de cartílago, aumento de la masa mineral ósea, retardo de la remodelación ósea. Esta circunstancia puede conducir a un ángulo obtuso entre el cuello del fémur y la diáfisis del ismo con asiento insuficiente de la cabeza femoral dentro del acetábulo (luxación) (Lephine, 1998).

✓ **¿Por qué algunas razas están más predispuestas que otras?**

Las características anatómicas de los miembros posteriores y pelvis son muy variables entre las distintas razas caninas, circunstancias que también se deben tener en cuenta cuando se estudian las radiografías (Loeffler, 1991).

La altura, peso, ritmo de crecimiento y masa muscular pélvica, parecen ser los rasgos anatómicos más decisivos que influyen sobre la tasa de presentación. La incidencia de la DC es mayor en perros de tamaño mediano y grande variando entre las distintas razas de perros. Se encontraron también diferencias entre grupos de perros dentro de una misma raza, en distintas regiones y países. La prevalencia disminuye en forma marcada en las razas que tienen huesos cortos y peso corporal liviano. Presentándose raramente en

32

razas de perros cuyo peso medio adulto es de 10 Kg. de peso y miden menos 30 cm de altura (Riser, 1996).

La conformación corporal en las razas gigantes predispone a la DC, ya que presentan cuerpos pesados y macizos con un porcentaje de tejido adiposo que va desde un 5% a 10% con relación a los tejidos blandos de los miembros posteriores, además estas razas crecen y maduran más rápido que el grupo de bajo riesgo. Desde el nacimiento estas razas crecen aceleradamente y son comedores agresivos, durante la etapa de cachorros. La excepción la presentan los perros de raza Collie que tienen baja incidencia de DC, debido al escaso desarrollo que presentan durante los primeros cuatro meses (Riser, 1974)

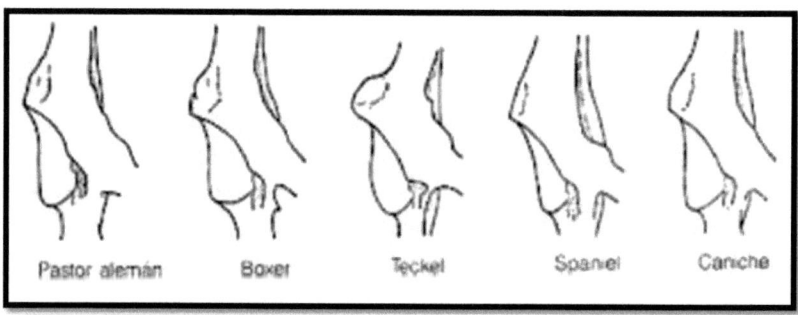

Fig.N°6 Borde craneo-dorsal de la cresta del acetábulo en perros de diferentes razas (Fuente Ficus, 1991, modificado).

La Ortopedic Fundación for Animals (OFA): congrega e informa sobre el porcentaje de displasia en las numerosas razas caninas. (TablaN°1). Estos datos probablemente subestimen su incidencia real, ya que las imágenes radiográficas de los perros francamente displásicos no suelen ser enviadas para su evaluación. Los propietarios tienden a enviar solo aquellas imágenes con mayor probabilidad de ser remitidas como normales.

La OFA creada en 1966, mantiene una base de datos sobre evaluaciones coxofemorales de más de 475.000 ejemplares. Su incidencia oscila entre 4 % en razas pequeñas y un 43 % en razas grandes. Los caninos de la raza San Bernardo tienen el mayor índice de ocurrencia. Son afectados frecuentemente el Pastor alemán así como otras razas de guardia, pastor o pelea. En cambio, en razas de animales destinados a carrera, donde se tuvo en cuenta para la selección las características de su aparato locomotor, esta afección está prácticamente ausente.

Riser (1996), menciona que las caderas inestables también se encuentran con frecuencia en perros toy, gatos y chinchillas, pero en estos las modificaciones óseas son pequeñas y no se asemejan a las encontradas en ejemplares de razas grandes.

Lust (1985) considera que la patología en razas pequeñas es diferente ya que en estos las modificaciones óseas son muy leves y no concuerdan con las descriptas en los ejemplares de razas grandes. Postula que en los animales de poco peso sus huesos largos son muy cortos para producir rasgos de fatiga, cambios en la forma acetábular y desgarro de las fibras de sharpey. Estos son los factores que disparan los cambios displásicos en la articulación de la cadera. Se ha visto también que la afección en perros pequeños era unilateral y las alteraciones se iniciaban en la cabeza femoral y no en el acetábulo siendo muy parecida a la necrosis de la cabeza femoral en niños. Hoy, en día la patología en razas pequeñas se debería denominar necrosis isquémica de la cabeza femoral.

La DC no se ha reportado en caninos silvestres tales como zorros y lobos, atribuible a que los cachorros tienen un crecimiento más lento y una madurez tardía (Riser, 1974).

TABLA N°1 - Frecuencia de displasia, según la OFA

Raza	N° de animales evaluados	% de DC
San Bernardo	773	47
Setter inglés	1300	29,9
Setter Gordon	940	25,3
Rotweiler	4970	24,3
Pastor alemán	10466	23,5
Bóxer	224	15,6
Labrador Retriver	12200	15
Samoyedo	3589	13,6
Airadle terrier	406	13,4
Gran Danés	2012	12,9
Snautzer	699	10,2

✓ ¿Qué influencia ha tenido la selección en la expresión de la DC?

Riser (1996) postula que si los perros fueran seleccionados y producidos con mucha fuerza y masa muscular pélvica como en el caso del Greyhound, la displasia de cadera no sería más un problema preocupante. De acuerdo con las observaciones realizadas hace tres décadas músculo y hueso están inseparablemente asociados y conectados, se mantienen reunidos, actúan y reaccionan en sociedad, existiendo correlación en los cambios que se producen en uno con cambios en el otro. Esto crea semejanza entre ingeniería y biología, es decir, la resistencia de la viga varía con el cuadrado de sus dimensiones lineales, pero la altura de la estructura lo hace con el cubo de sus dimensiones. Por ejemplo, si construimos dos puentes geométricamente similares, él mayor es el más débil de los dos. Dicho de otra manera, el refuerzo debe triplicarse cuando la altura se duplica.

En diversas asociaciones de criadores se ha podido disminuir la incidencia de la DC mediante un trabajo de crianza intensivo y perseverante. Así por ejemplo, Riser en 1974, con una población cerrada de 584 crías de Pastores alemanes determinaron que la incidencia de displasia de cadera se reducía notablemente a través de la selección de perros que presentaban radiografías normales de cadera al año de edad, por lo que en esta población la prevalecía se redujo de un 39% a un 17 % en tres años.

✓ ¿Qué relación existe entre grado de laxitud articular y los micro-traumas?

La laxitud, flojedad o inestabilidad articular se ha reconocido como un rasgo constante de la DC y tendría una base hereditaria. Los cachorros con laxitud reducida (caderas herméticas) tienen pocas probabilidades de sufrir degeneración articular. Sin embargo, no todos aquellos cachorros que presentan hiperlaxitud articular, van a padecer DC (Madsen, 1997).

La laxitud articular es el factor inicial que lleva a la degeneración de la cadera en los perros inmaduros displásicos, conduciendo a la subluxación y escasa congruencia entre la cabeza femoral y el acetábulo (Riser, 1974).

Está demostrado que el factor más importante para la displasia coxofemoral es la laxitud articular. En los cachorros con articulaciones excesivamente laxas, desde que empiezan a dar los primeros pasos, las fuerzas ejercidas por el propio peso sobre los componentes articulares (cabeza femoral y acetábulo) actúan de manera incorrecta, lo que sumado a un excesivo efecto de martilleo producido por la mayor separación de las carillas articulares, provocan microtraumas y terminan por producir lesiones en los cartílagos articulares y hueso subcondral, apareciendo los cambios degenerativos articulares (López Vale, 1998).

¿Aumenta él liquido sinovial en la articulación coxofemoral en perros con DC?

Existe coincidencia entre los autores en considerar que la flaccidez de los tejidos articulares es un factor de aparición temprana de la displasia coxofemoral. Esta flaccidez permite que se produzca una desigualdad de fuerzas de la superficie articular con fuerzas concentradas en la zona dorso-lateral de acetábulo y en áreas restringidas de la cabeza del fémur. La excesiva fuerza en estas zonas daña el cartílago articular y causa micro-fracturas trabeculares en el hueso subcondral, además de inflamación y aumento de la producción de liquido sinovial (Lust, 1973).

La causa de la laxitud es desconocida, pero la resistencia mecánica y la presión atmosférica, que depende de la permeabilidad capsular, pueden asociarse con la estabilidad articular. Bajo condiciones normales la cápsula opera como una barrera para la colecta de líquido sinovial. Cualquier incremento en la permeabilidad capsular puede crear una alteración en la barrera, que altera el efecto aspirante, facilitando la acumulación de liquido sinovial y permitiendo la luxación articular (Madsen 1997).

Una hipótesis seria que la laxitud guarda relación con la composición de colágeno de la cápsula. Los resultados obtenidos en las investigaciones realizadas donde se evalúo la proporción de colágeno tipo III y I capsulares en 19 perros maduros (14 con evidencia radiológica de DC y 5 Greyhound). Encontrándose que los perros con evidencia radiológica de DC, tenía mayor cantidad de colágeno tipo tres, que los galgos. Este parámetro indicaría debilidad capsular porque la resistencia capsular requiere un colágeno tipo I (Banks, 1996).

36

Un grupo de investigadores llevó a cabo una identificación biomecánica de los elementos involucrados en la laxitud coxofemoral en perros jóvenes genéticamente predispuestos a DC. Ellos evaluaron la relación existente entre fluido sinovial intraarticular y grado de laxitud. En esta investigación se utilizó perros de raza Retriever labrador, mantenidos en colonias cerrada, usando líneas de perros de baja y alta predisposición a DC. Los investigadores confirmaron la hipótesis que los pacientes positivos radiográficamente a displasia de cadera, tiene un mayor volumen de líquido sinovial con respecto a pacientes sanos, hecho que está directamente relacionado con la laxitud de la articulación (Lust et al, 1980).

TABLAN° 2 - Relación entre el volumen de liquido sinovial y grado de presentación de la DC en perros de 15 meses a 2 años.

Tipos de caderas	Volumen de Líquido en la articulación coxofemoral
Normal	0,21ml (∓5)
Predispuesto a DC	0,19ml
Primeros estadios	0,50ml
Subluxación media	0,57ml
Severa subluxación	1,35ml

(Fuente Lust et al, 1980, modificado).

✓ **¿Existe relación entre índice de masa muscular pélvica y presentación de la enfermedad?**

Una de las definiciones de la DC expresa que es *"una enfermedad biomecánica, representada por una disparidad entre masa muscular primaria y crecimiento rápido del esqueleto"*. De acuerdo con esta teoría, los músculos pélvicos se desarrollarían con demasiada lentitud para mantener la congruencia articular, necesaria para la evolución normal de la cadera.

Algunas hipótesis aseguran que el retraso o falla del músculo para desarrollar o alcanzar la madurez funcional al mismo ritmo que el esqueleto, promueve la inestabilidad articular de la cadera, la cual lleva después al surgimiento de la DC y que los cambios de un músculo aislado, pectíneo, produce inestabilidad articular con las mismas secuelas (Cardinet et al, 1997).

Las diferencias en la masa muscular pélvica en perros con caderas normales y aquellos que padecen DC apoyan estas teorías. Además, la observación que la hiperlaxitud en algunos cachorros se acompaña con abducción restringida en los miembros posteriores, por los pectíneos, condujo a la sugerencia que el espasmo o el acortamiento de estos músculos, provoca una fuerza vertical de la cabeza femoral contra la zona dorsal del borde acetábular, que a su vez origina una subluxación articular. Se efectuaron estudios calculando el índice de masa muscular pélvica y se observó que valores reducidos del mismo se asociaban con los cuadros más graves de DC. Este trabajo se realizó con disección y registro de peso de los músculos pélvicos y ajuste a un índice muscular para cada perro, estudiado. El índice muscular se basa en el peso corporal y masa muscular pélvica. El Greyhound, una raza relativamente libre de displasia de cadera, tiene un índice de masa muscular pélvica mucho más alto que las razas más comúnmente afectadas. En los estudios no solo había mayor masa muscular, sino que las fascinas, tendones y ligamentos eran más largos y fuertes, esto era válido en galgos estrenados para carrera y también en animales criados en lugares restringidos (Cardinet et al, 1997).

✓ **¿Qué papel juega el músculo pectíneo en la presentación de la enfermedad?**

Aparte de los trastornos biomecánicos antes mencionados algunos investigadores proponen que el espasmo o acortamiento del músculo pectíneo provoca que la cabeza del fémur se salga del borde acetábular (Riser, 1967).

El cambio patológico de la musculatura pélvica mejor descripto es la hipotrofia del pectíneo. Algunos autores proponen que esta afección puede ser una disfunción neuromuscular evolutiva en la cual hay deterioro del crecimiento postnatal de las fibras musculares y en la diferenciación de las miofibrillas, en particular del tipo 2 A. Los estudios revelaron que perros con hipotrofia pectínea de 16 a 24 semanas de vida, presentaban disfunción miofibrilar, con escasez de miofibrillas tipo I y II (Cardinet et al, 1997).

En un estudio realizado en pacientes Pastor alemán de 2 meses que presentaban displasia de cadera, se observo que al M. pectíneo era significativamente menor en miofibrillas tipo I y II, que en los pacientes con caderas normales, además, estas miofibrillas eran de menor tamaño que las miofibrillas de pacientes sanos. Esto refuerza la teoría que sugiere que la displasia de cadera pueda ser una disfunción neuronal acorde con una disfunción miofibrilar, lo que incrementa la cantidad de elementos no miofibrilares (tejido conectivo) que en consecuencia, disminuye la elasticidad del músculo (Cardinet et al, 1997).

Por el contrario Lust (1973), basándose en el grado de laxitud y en la capacidad de abducción de los miembros pélvicos determinaron la relación entre las anormalidades en el músculo pectíneo en cachorros de 8 a 9 semanas de vida y las radiografías obtenidas al año de edad, no encontrándose marcada asociación en los datos obtenidos. La incisión quirúrgica del músculo pectíneo en animales potencialmente determinados como displásicos, no fue un factor preventivo de displasia. Observándose que luego de la pectinectomía bilateral en perros de 2 años de edad con displasia, estos evidenciaban solamente disminución en la claudicación. También observaron que la reducción de las síntesis de proteínas en la musculatura pélvica como una manifestación secundaria asociada con displasia de cadera.

✓ **¿Tienen relación las hormonal con la presentación de la DC ¿**

Otro factor que parece estar implicado en el desarrollo de la DC, es el hormonal: estrógenos, relaxina, insulina, somatropina y hormona paratiroidea. Estas hormonas son responsables de deformidades y anormalidades en el esqueleto humano cuando su secreción es anormal (Schneider-Hais, 1991).

De acuerdo con investigaciones realizadas por Mansson y Norberg (1961) se conoce que la inoculación de hormonas sexuales femeninas en perros en periodo de crecimiento puede provocar la DC.

Una teoría considera que la influencia de las hormonas maternas, que producen la relajación de la pelvis durante el parto, puede condicionar suficiente laxitud ligamentosa en el niño en la vida intrauterina y durante el periodo neonatal como para permitir la luxación de la cabeza femoral. También se ha reportado en el hombre asociación entre luxación congénita de la cadera y otras anomalías músculo esquelético, como el metatarsus aductus, el pie zambo, calcáneo en valgo, etc.

✓ ¿Cómo influye el trabajo corporal?

Como ya se refirió anteriormente, en el perro la cadera es normal al nacimiento, el periodo más decisivo es desde el nacimiento hasta los 60 días de vida (Riser, 1974).

Las cargas sobre la cadera se inician cuando el cachorro comienza a esforzarse para llegar a las glándulas mamarias de su madre y a caminar. En este momento los músculos y nervios de la cadera son inmaduros siendo su función limitada. Los tejidos son blandos, plásticos, elásticos y tienen un límite, un punto sobre la curva de deformación, más allá de la cual el material no retorna a su forma y tamaño original. Si el peso y la carga colocados sobre la cadera superan el vigor de los tejidos blandos de sostén y los limites de plasticidad de los tejidos articulares, los componentes coxofemorales son arrastrados cambiando de forma (Fig. N°6). En esta edad inmadura si se presenta incongruencia entre acetábulo y cabeza femoral se disparan una serie de eventos que retardan el desarrollo normal y arrastran la articulación fuera de su forma normal.

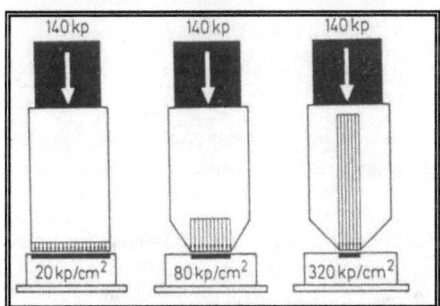

Fig.N°7 Carga en función de la dimensión de la superficie (Fuente: Ficus, 1991, modificado).

Los efectos de las sobrecargas y tensiones pueden comenzar brevemente después del nacimiento y ser leves o pronunciados. Los cambios que se observan parecen relacionarse con el grado y evolución del desequilibrio biomecánicos, si el desequilibrio es

40

corregido y la congruencia restablecida antes de un cierto estadio en el desarrollo de la cadera, la progresión de la displasia se detiene y la articulación regresa a su evolución normal (Riser 1996).

Estudios realizados en el hombre también indican que si las fuerzas de apoyo anormal que atraviesan la articulación, se corrigen en el inicio del curso de la displasia de cadera, se desarrolla una articulación normal.

Si la congruencia global logra ser mantenida hasta que los músculos y nervios son funcionales a pleno, el poder muscular es suficiente para mantener el equilibrio biomecánico y así persiste un estado de congruencia entre las partes articulares. Si la displasia de cadera no ocurre hacia los 6 meses de edad, la osificación de la cadera se completa en un 90 %. En ese momento los tejidos son demasiados duros para responder a la flexión plástica, los cambios de forma se restringen al agregado de nuevo hueso en un área y su reabsorción en otra (Riser, 1996).

Por lo tanto un trabajo muscular excesivo en animales jóvenes, por largas marchas o entrenamiento riguroso, favorece los fenómenos degenerativos en articulaciones displásicas (Loeffler, 1991).

✓ **¿Es una enfermedad localizada solo en cadera?**

Si bien la DC afecta de un modo obvio a la cadera, es posible que tal expresión sea simplemente una manifestación local de un proceso mas generalizado. Por ejemplo, en perros con predisposición a la enfermedad se encontraron modificaciones en el cartílago articular proximal del húmero (Cardinet, 1997).

En un estudio realizado se observo que el 30 a 40 % de los perros con DC mostraron cambios patológicos similares en hombros, rodillas y articulaciones de las vertebrales lumbares, aunque la osteoatritis era más notable en las caderas. Demostrándose así que la DC y enfermedad articular degenerativa puede ser la manifestación más llamativa de una entidad generalizada que afecta varias articulaciones en el perro (Lust, 1985).

Todhunter (1997) afirma que la DC es una enfermedad sistémica aunque manifestada con predominio en caderas.

41

Observaciones del autor

Factores ambientales pueden influir en distinto grado, retrasando o enmascarando la expresión de esta patología en el canino genéticamente displásico, pero no se puede evitar que éste siga siéndolo y lo que es peor, que pensando que está sano sea utilizado como reproductor trasmitiendo este problema a su descendencia.

❑ **FACTORES HEREDITARIOS**

✓ **¿Es una enfermedad hereditaria?**

En los años 50 se pensaba que la displasia de cadera era exclusivamente hereditaria, pero actualmente se han hecho estudios que determinan que es una enfermedad causada por la interrelación de factores hereditarios y ambientales (Leigthon, 1997).

En 1967 se destaco que no había evidencias concluyentes que la DC estuviera causada por un gen aislado, ya sea dominante o recesivo. Desde entonces la hipótesis dominante ha sido que esta enfermedad, tiene un patrón de herencia poligénica en todas las razas caninas (Leighton, 1997).

Debido a que son varios los pares genéticos que participan en la acentuación del síndrome DC, no son válidas las conocidas leyes de Mendel, sino las leyes genéticas de población. Para comprender todos los aspectos en el terreno de la genética y de la crianza en relación con la displasia coxofemoral, es necesario familiarizarnos con los principios de la genética. Se define como heredabilidad a la estimación de "cuanto influyen" los factores genéticos en la manifestación de una característica, es decir, el porcentaje perceptible del genotipo en cada caso con respecto a la expresión fenotípica. Por ejemplo, una característica de alta heredabilidad, significa que la expresión de esa característica está muy influida por los elementos genéticos, mientras que los factores ambientales influyen muy poco o casi nada. Lo contrario ocurre en el caso de características de baja heredabilidad, donde la expresión fenotípica se consigue ante todo por medio de influencias ambientales (Loeffler, 1991).

La heredabilidad se representa con un índice que va de 0-1, el índice de heredabilidad de la displasia es de 0,4 a 0,7, definiéndose como mediana a alta heredabilidad. Esto significa que factores ambientales pueden influir en escasa medida (Stur, 1991).

Otros estudios en cambio determinan que él cálculo de heredabilidad es un parámetro poblacional, sus valores no son constantes biológicas y difieren de una población a otra, encontrando en muchas investigaciones, un índice de heredabilidad de 0,25, lo cual implica que el 25 % de la variación fenotípica observada en la calidad de la cadera, proviene de la herencia genética (Leighton, 1997).

PATOGÉNESIS

¿Qué ocurre durante la gestación y primeros meses de vida?

Embriológicamente la cadera se desarrolla como una unidad originada del tejido mesenquimal y crece normalmente mientras sus componentes permanezcan en completa congruencia (Sommer 1987).

En el neonato, los tejidos blandos que rodean la articulación coxofemoral no tienen suficiente fuerza para mantener la congruencia de la cabeza femoral y del acetábulo por lo que no puede caminar y balancearse por sí mismo, además, la desintoxicación muscular y la excreción de desperdicios son escasas. Si se le demanda mucho a la articulación en esta etapa, el resultado es la lesión de músculos y ligamentos que mantienen unida a la articulación coxofemoral (Riser, 1974).

Desde el nacimiento hasta el primer mes de vida, el ligamento redondo mantiene la cabeza femoral en su lugar, es en este ligamento donde surgen los primeros indicios de lesiones, que se pueden asociar a displasia, apareciendo edematoso con pequeñas hemorragias y desgarros capilares. El momento más critico para el desarrollo y estabilidad de la cadera es del nacimiento a los 60 días de edad. Durante ese tiempo los músculos y nervios son inmaduros siendo su función limitada. Los tejidos son suaves y elásticos, pero su elasticidad tiene un límite, si se pasa ese límite al material no regresa a su forma y tamaño (Riser, 1996).

El esqueleto del cachorro recién nacido no tiene aún formación ósea en todas sus partes, sino que en zonas importantes está constituido por cartílago el cual es sustituido por hueso al final del crecimiento. La cabeza del fémur se desarrolla de manera gradual a partir de un núcleo propio de osificación, el cual está unido al cuello del fémur a través de una línea epifisiaria. Es en esta línea donde tiene lugar el crecimiento longitudinal del cuello de fémur, la cabeza está asentada sobre el cuello a modo de casquete.

Durante un tiempo prolongado tiene lugar el crecimiento del núcleo óseo, de la cabeza del fémur en dirección a la superficie articular del acetábulo, hasta que ya no queda más que el cartílago articular de la cabeza del fémur.

El crecimiento de las dos partes (acetábulo y cabeza femoral) es sincronizado y depende de una buena función mecánica, lubricación, congruencia plana y fuerzas neutras o balanceadas para un crecimiento normal. Cualquier modificación en la biomecánica, carga, compresión, tracción estiramiento muscular, lubricación o congruencia entre cabeza femoral y acetábulo, afectan el patrón programado de la evolución coxofemoral normal.

¿Cuáles son los primeros cambios patológicos?

Primero se realizara un breve recordatorio anatomo-histológico de los principales componentes de una articulación sinovial normal. Estos se caracterizan por poseer: cavidad articular, cartílago hialino, líquido sinovial, ligamentos intra y extra articulares y una cápsula articular.

◆ **El cartílago articular**

Es blanco, denso y brillante a simple vista pero con el tiempo puede adquirir un tinte amarillento. Se une con firmeza a la placa terminal articular subyacente. El espesor del cartílago varía de acuerdo al tamaño del animal. Se puede reconocer cuatro zonas poco definidas del cartílago; la parte superficial vecina a la cavidad articular se conoce como zona tangencial o capa superficial, en profundidad de ésta se ubican las zonas transicional, radial y calcificada. La capa superficial no es perfectamente plana sino que tiene depresiones irregulares correspondientes a la localización de los condrocitos, que residen por debajo de la superficie articular. El cartílago articular carece de nervios, linfonódulos y vasos sanguíneos. La nutrición deriva de la difusión nutricional a partir de vasos sanguíneos en la membrana sinovial, liquido sinovial y a través de la matriz cartilaginosa densa (Stren, 1980).

A nivel histológico, el cartílago articular normal está compuesto por una sustancia amorfa denominada sustancia fundamental o matriz extracelular, que contiene y rodea a los elementos con forma definida (células, fibras colágenas y elásticas). Esta matriz está formada por muco-polisacaridos que son grandes cadenas con elevado peso molecular, con capacidad para retener agua y así cumplir con las funciones de amortiguación, transporte de nutrientes y eliminación de residuos del metabolismo celular. El cartílago articular tiene una bioquímica particular, es semisólido con un contenido hídrico del 70%, (variando de un 90% en animales jóvenes a un 40% en animales de edad avanzada) el restante 30% se compone de colágeno y proteoglicanos. Las fibras colágenas y elásticas están entrelazadas y contenidas en esta matriz amorfa, tomando en conjunto una consistencia firme y maleable. Esta estructura le otorga al cartílago elasticidad y resistencia pudiendo ser comprimida hasta un 40% de su espesor original. Los proteoglicanos son macromoléculas, complejas, viscosas e hidrofílicas. Consisten en una proteína central lineal a la cual se acoplan cadenas de 50 a 100 glucosaminoglicanos (GAG) (Schneider-Hais, 1991).

En las últimas décadas se ha demostrado los pasos metabólicos a través de los cuales el organismo efectúa la síntesis de mucopolisacaridos (glicosaminoglicanos sulfatados y no sulfatados, condroitin sulfatos, ácido hialurónico, etc.). En estas cadenas anabólicas diversas son las sustancias utilizadas, asimiladas y transformadas como substratos o estimulantes enzimáticos, para la construcción de estos grandes polímeros de valor funcional. Las células, (los condrocitos), son los responsables de aportar los glicosaminoglicanos sulfatados, remover y sustituir las fibras.

> **La cápsula articular**

Esta cápsula comprende una cápsula fibrosa externa y una membrana sinovial, la cual reviste a la cavidad articular. La capa fibrosa y algunos ligamentos se unen en forma de circunferencia en el anillo pericondrial (zona de transición) entre el periostio fibroso y el cartílago articular. La membrana sinovial tiene células de revestimiento y tejido conectivo vascular. Reviste la cápsula articular fibrosa y se refleja en los ligamentos y hueso intraarticular. Esta membrana posee dos abundantes pliegues y vellosidades que protruyen hacia la luz; también posee nervios, linfoductos y elementos del sistema retículo endotelial y un plexo abundante de vasos sanguíneos.

> **El líquido sinovial**

Es tirotrópico, viscoso, transparente, incoloro o pajizo. Es un dializado sanguíneo originado en los plexos de la capa de sostén de la membrana sinovial. El hialurato es secretado hacia el dializado por las células del revestimiento con un elevado contenido de GAG que vuelve viscoso al líquido. Las articulaciones normales contienen un volumen reducido de líquido sinovial, contiene escasa cantidad de glóbulos blancos y en ocasiones deposito de calcio.

El hueso subcondral

Los extremos de las superficies óseas que articulan están cubiertos por cartílago por debajo del cual se ubica una delgada lámina de hueso denso, conocida como placa terminal o hueso subcondral. Este hueso posee una estructura y bioquímica similar a las encontradas en los demás huesos. La corteza subcondral o placa terminal es más delgada que las otras cortezas óseas y es más deformable que el hueso diafisiario. Se piensa que desempeña un papel importante en la absorción de choques, protegiendo al cartílago articular del daño traumático. El endurecimiento del hueso subcondral se aprecia en la osteoartritis y puede llevar a necrosis del cartílago articular.

Cambios patológicos

Una de las primeras manifestaciones de la DC es un ligero deslustre focal a multifocal, pudiendo presentarse irregularidades en las regiones afectadas que varían desde fisuras hasta rugosidades. A medida que progresa la afección, se presentan cambios de color e irregularidades en la superficie más evidentes (Morgan, 1997).

El cartílago articular se vuelve amarillo o gris y luego rojo o pardo rojizo, lo cual es indicativo de una extensa pérdida del mismo y exposición del hueso subcondral (Morgan, 1997).

En un estudio de los patrones estructurales del cartílago normal y degenerativo de la cadera, realizado en perros jóvenes, las primeras lesiones del cartílago aparecen alrededor de la zona de inserción del ligamento redondo de la cabeza femoral y de la fosa acetábular. Los resultados de los análisis histoquímicos y biomecánicos indican que cartílago degenerativo presenta una disminución de la sustancia fundamental, seguida de erosión, fisuración y desintegración de la matriz con muerte celular. Como consecuencia de esta pérdida de matriz cartilaginosa, el cartílago no retiene agua y comienza a disminuir su capacidad funcional de amortiguación y flexibilidad. Al faltar el medio a través del cual se difunden los nutrientes y se eliminan los residuos, las células disminuyen su función reparadora, finalmente ocurre muerte celular con posterior aumento de las enzimas líticas y agudización de los síntomas visibles de todo este proceso, que son dolor y disminución del movimiento. Este mecanismo se retroalimenta y nos lleva a un circulo vicioso de destrucción tisular (Lust et al, 1980).

El hueso subcondral en estadios avanzados hay esclerosis del mismo y neoproliferación perióstica (osteofitosis).

Cápsula

Los cambios capsulares se caracterizan por engrosamiento y proliferación de tejido conectivo fibroso con extensión sobre la superficie del cartílago (panus). La hipertrofia vellosa se presenta solo en un estado evolutivo avanzado de la DC.

Los signos tempranos de la DC se caracterizan por proliferación de sinovicitos, dilatación vénular con eritrocitos, edema intersticial, infiltración linfocitica y finalmente fibrosis. Con la progresión del proceso se acelera la degeneración y los sinovicitos maduros son sustituidos por células de naturaleza incierta. Se pierde la funcionalidad de la barrera con la alteración del flujo transinovial y colecta de líquido en la articulación afectada con la resultante distensión capsular e incremento de la presión intraarticular.

En el estrato fibroso se puede presentar proliferación fibroblástica, hiperproducción de colágeno o ambos.

La membrana sinovial

Las reacciones del estrato profundo de la membrana sinovial se producen en el estroma fibro-capsular, el cual prolifera y forma el retículo (panus) que puede extenderse sobre los defectos del cartílago articular.

¿Por qué se produce el dolor?

El dolor en la DC es multifacético, incluyendo la distensión capsular, proliferaciones perióstica, presión e isquemia del hueso subcondral y dolor derivado de las partes blandas.La proliferación excesiva de los vellos sinoviales o el incremento de la presión del líquido sinovial se expresa con un dolor intenso.

Las citocinas y otros mediadores flogísticos son los responsables finales para muchas de las manifestaciones de la DC, incluido el dolor.

La ausencia de terminales nerviosas en el cartílago articular es el factor principal de la progresión de la enfermedad articular degenerativa, porque el daño puede alcanzar grados de irreversibilidad antes que el cuadro clínico justifique la intervención médica.

El estado lesional, la edad del animal, la naturaleza e intensidad de la noxa son los factores que finalmente determinan la magnitud de los cambios, ya sea proliferativos o degenerativos. Los tipos de daño cartilaginoso que pueden ser detectados y cuantificados con microscopia en la DC comprenden, la disminución de condrocitos, reducción del contenido de proteinoglicanos (por procesos mecánicos y enzimáticos) y otras manifestaciones más obvias como adelgazamiento, fibrilación y fisuras del cartílago. Por último la combinación de alteraciones hemodinámicas, inflamatorias y degenerativas, conduce a un ciclo autoperpetuante y la enfermedad articular degenerativa se transforma en el problema más importante de las articulaciones displásicas (Madsen, 1997).

DIAGNÓSTICO

El diagnóstico tentativo se establece por anamnesis, sintomatología y datos palpatorios. Sin embargo él diagnóstico definitivo se realiza por la identificación radiológica de laxitud articular y por cambios morfométricos o degenerativos secundarios (Smith, 1997).

El examen clínico debe incluir la palpación de la articulación, la evaluación estática, el análisis de la marcha (evaluación en dinámica) y los exámenes radiológicos de la cadera del paciente (Douglas, 1975).

SIGNOS CLÍNICOS

Los signos clínicos de la displasia de cadera pueden reconocerse ya a las 4 semanas de edad, pero por lo general no se detectan hasta después de los 6 meses. En algunos perros la enfermedad pasa inadvertida hasta bien entrado el periodo adulto.

Los signos de esta enfermedad están relacionados con la distensión de la articulación y la osteoartrosis secundaria, aunque es notable que en muchas ocasiones, estos signos no guardan relación con el grado de cambios morfológicos presentes. Se pueden presentar uno o más de lo siguientes signos: renquera de sustentación que puede ser más notoria luego de ejercicio prolongado, marcha de pato u oscilante, rigidez matinal, dificultad para levantarse, reticencia a moverse, cambio de temperamento, renquera de arrastre de la extremidad (Riser, 1996).

Los síntomas clínicos varían con la edad del animal y clínicamente se pueden dividir en dos tipos de pacientes: perros jóvenes con un cuadro clínico agudo que se establece entre los 5 a 8 meses de edad y los animales adultos, con enfermedad articular crónica. Los perros jóvenes manifiestan una aparición rápida de la enfermedad uni o bilateral caracterizada por una disminución brusca de actividad, asociada a un fuerte dolor del tercio posterior. Las manifestaciones clínicas en los cachorros son atribuibles a la distensión capsular (por el exceso de liquido sinovial), sinovitis, desgarro o estiramiento del ligamento redondo, cápsula articular y microfracturas acetábulares. Se forman osteofitos en el borde acetábular y cuello femoral, los cuales no son visibles radiológicamente durante varios meses, a medida que estos traumas curan. La cápsula aumenta su grosor debido a la fibrosis y la articulación se hace más estable y menos dolorosa. Así muchos perros displásicos entre 10 y 18 meses no presentan ningún tipo de dolor, caminan y corren perfectamente. Otros animales pueden no tener la misma tolerancia al ejercicio que los normales, durante las carreras pueden hacer saltos tipo conejo, son animales que se luxan en forma espontánea sin mediar un episodio traumático (Ford, 1992).

En los perros viejos se presenta un cuadro clínico distinto debido a la artropatía degenerativa que padecen, predominando el cuadro de dolor. La claudicación es a menudo bilateral y puede comenzar en forma lenta o aparecer bruscamente después de un periodo de ejercicio excesivo con dificultad para incorporarse. A menudo se balancean para ayudarse con los miembros anteriores, pueden tener inconvenientes para subir escaleras, para saltar del coche o mostrar rigidez que disminuye luego de un periodo breve de caminata. Hay tendencia al tambaleo, por mantenimiento de los miembros aducidos durante la deambulación, caminan con el lomo arqueado y a veces se producen un sonido tipo "click " audible al caminar (Ford, 1992).

En el hombre la presentación clínica de los DC varía de acuerdo a la edad del niño. En los recién nacidos hasta los 6 meses de edad, es muy importante realizar un cuidadoso examen físico ya que las radiografías no son confiables para hacer el diagnostico de esta afección. A medida que el niño alcanza los 6 a 18 meses van cambiando algunas de las características propias de la presentación clínica. Otros signos comienzan a hacerse más evidentes, el primero es la disminución de la capacidad para abducir la cadera, por la contractura de los músculos aductores. En los niños en edad de caminar con una luxación de cadera no descubierta las familias describen una marcha de pato, los padres también suelen observar dificultad en la abducción de la cadera durante el cambio de pañales.

El cuadro clínico de la DC es múltiple, no presentándose siempre de una forma característica, los signos clínicos varían desde una leve claudicación de los miembros posteriores, dolor en la articulación coxofemoral, tendencia a permanecer en decúbito, perdida progresiva de la musculatura de los miembros posteriores, inestabilidad al caminar, una cadera ancha con trocánteres sobresalientes, subluxación o luxación coxofemoral con decúbito permanente, rechazo al ejercicio. Estos son algunos signos que inducen a pensar en esta patología. No obstante exclusivos de la DC. Otras enfermedades pueden presentar signos semejantes tanto ortopédicas o neurológicas como: discopatía, el síndrome de la cauda equina, desmielinizaciones, osteoporosis, artritis infecciosa y la enfermedad de Calve Legg Pethers. Por lo tanto es recomendable siempre practicar un buen examen semiológico del aparato locomotor y neurológico para descartar otras patologías (Morgan, 1997.

Numerosos perros displásicos transcurren su vida con una sintomatología tan ligera que la deformación no se detecta. A menudo no hay correlación entre la intensidad de la enfermedad articular degenerativa como se ve en la radiografías y el rendimiento clínico del perro. La tolerancia al ejercicio es muy variable. Algunos perros con cambios leves muestran fatiga precoz cuando se ejercitan, mientras otros se esfuerzan durante periodos prolongados sin expresar molestias (Sten, 1980).

En muchos casos los propietarios, criadores y jueces juzgan precipitadamente, la posible existencia de displasia al contemplar un perro, pero el diagnóstico seguro solo puede establecerse mediante radiografía (Ficus et al, 1991).

Por lo expuesto anteriormente se puede evidenciar, que un perro afectado por una mediana DC puede tener un movimiento completamente normal, sin disminución alguna en el rendimiento. Por lo tanto valorar la existencia de la enfermedad solamente sobre la base de los signos clínicos es muy difícil e inseguro.

DATOS PALPATORIOS

Un signo característico de la DC, es el incremento de la laxitud articular, por lo que el examen físico puede revelar dolor y crepitación al manipular los miembros posteriores. En el hombre es muy popular la palpación para determinar la presencia o ausencia del signo de Ortolani en recién nacidos, antes que se desarrollen los signos clínicos o cambios radiológicos. La misma técnica ha sido adaptada para su uso en animales, donde al igual que en humanos tiene un gran valor diagnostico (Chalman et al, 1984.

Según Smith K.G. (1997) los métodos palpatorios de Ortolani, Barden y Barlow han sido de utilidad en el diagnóstico de la dislocación congénita de las caderas neonatales humanas, pero no han demostrado tener valor diagnóstico en caninos.

El fundamento de estos métodos de diagnóstico por palpación se encuentra en la estabilidad de la cadera del paciente, la cual está dada por la congruencia que existe entre las superficies articulares de la cabeza del fémur y el acetábulo, la integridad de la cápsula articular, el ligamento redondo y el borde acetábular todo esto combinado con la fuerza de la musculatura pélvica. La falla de uno o más de los tejidos blandos de soporte conduce a una laxitud articular con un alargamiento del ligamento redondo, cápsula articular y musculatura pélvica, así como a una progresiva subluxación. Esta laxitud es la que se detecta con el signo de Ortolani y con la prueba de Bardens (Chalman et al, 1984).

Es importante destacar que algunos pacientes con displasia de cadera severa presentan el signo de Ortolani negativo. Esto es debido a la gran destrucción que existe en el borde dorsal acetábular combinado con el engrosamiento de la cápsula articular, la proliferación de osteofitos y el limitado rango de movimiento de la articulación. Al no existir un borde acetábular normal no se produce una subluxación al presionar hacia abajo el fémur por lo que no aparece el "click" característico. Por otra parte pacientes sin ningún signo radiográfico aparente, pueden ser positivos al signo de Ortolani para mostrar laxitud de la articulación, sin que existan cambios degenerativos (Chalman et al, 1984).

Aunque es de gran utilidad la palpación de la articulación, nuevamente se menciona que el único diagnóstico definitivo es el radiológico.

➢ **Las técnicas de palpación**

Se debe realizar con al animal anestesiado y colocado en decúbito lateral o dorsal, dependiendo de la talla del paciente y de la preferencia del examinador. En pacientes de talla mayor se recomienda el decúbito dorsal para mejores resultados (Chalman et al, 1984).

o *Técnica para pacientes en decúbito lateral*

El paciente se ubica en decúbito lateral derecho. El clínico se coloca detrás del paciente y sujeta firmemente la rodilla izquierda con la mano izquierda. La mano derecha se coloca con la palma abierta sobre el dorso de la pelvis. El fémur se levanta ligeramente de manera que quede paralelo a la mesa y perpendicular al eje de la pelvis. De igual manera se presiona la rodilla hacia la pelvis y sé abduce el miembro hasta su límite, es importante evitar que la pelvis se incline. Si existe subluxación se sentirá un "click" durante la abducción. Posteriormente se examina la cadera izquierda siguiendo la misma técnica.

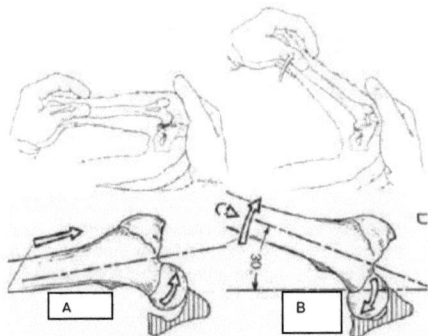

Fig.N° 8. Técnica de Ortolani para pacientes en decúbito lateral. A) La mano derecha estabiliza la pelvis, la mano izquierda aplica una presión sobre el fémur, provocando la subluxación coxofemoral. B) mientras se mantiene la presión sobre el acetábulo, el fémur es abducido (Fuente: Chalman, 1984, modificado).

o *Técnica para pacientes en decúbito dorsal*

El paciente se ubica en decúbito dorsal en una superficie plana. El clínico se coloca detrás del paciente, con las manos se sujetan medialmente ambas rodillas, con los pulgares medialmente.

Los fémures se colocan perpendiculares al eje de la pelvis y a la mesa. Manteniendo esta posición, se aplica una ligera presión a cada fémur hacia abajo y manteniendo dicha presión cada fémur se abduce individualmente hasta su límite. Es importante mantener la presión en el fémur para evitar que la pelvis se incline durante el examen (Fig. N°9).

En los pacientes cuyas articulaciones se encuentran subluxadas, el clínico va a sentir y en ocasiones escuchar un "click"que se produce cuando la cabeza de un fémur subluxado, que presenta laxitud articular y que previamente se saco del acetábulo al hacer presión hacia abajo, regresa súbitamente al acetábulo.

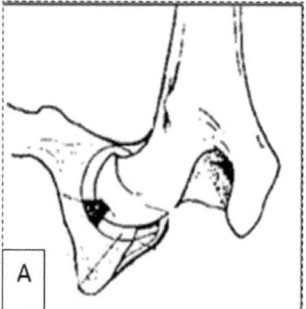 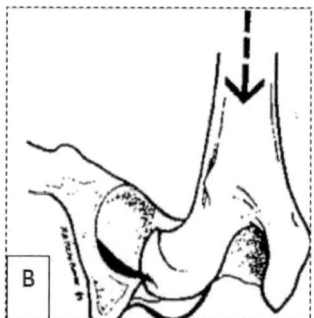

Fig. N°9 **A)** Diagrama de la articulación coxofemoral con el animal en decúbito **B)** modificación que se produce al aplicar una fuerza sobre la diáfisis del fémur (flecha), la laxitud del ligamento y de los músculos que rodean la articulación, permite que la cabeza femoral se desplace sobre el borde acetábular dorsal (Fuente:Chalman, 1984 modificado).

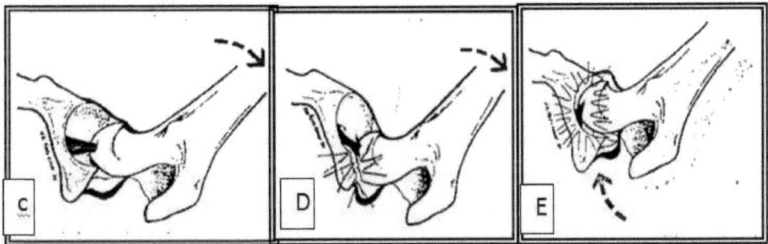

Fig.N°10 Diagramas de la articulación coxofemoral, **C)** durante la abducción (flecha) se visualiza la subluxación de la cabeza femoral. **D) y E)** se ilustra el roce producido en pacientes con destrucción del borde acetábular dorsal y cuando la cabeza femoral sé reintroduce en el acetábulo durante la abducción (flecha). La producción de este sonido confirma el diagnóstico de subluxación conocido como signo de Ortolani positivo (Fuente: Chalman et al, 1984 modificado).

Técnica para la detección temprana de laxitud articular

Esta técnica descripta primero por (Bardens, 1968) modificada luego por otros, detecta la laxitud articular, a muy temprana edad. Es conocida como Test de Bardens.

Se debe realizar con al animal anestesiado y colocado en decúbito lateral, el fémur perpendicular al eje de la columna vertebral el examinador sostiene con la mano izquierda el fémur izquierdo en su tercio medio, la mano derecha se ubica colocando el dedo pulgar en la tuberosidad isquiática, él dedo índice sobre el gran trocánter y el dedo medio sobre la tuberosidad sacra, de esta forma se trata de levantar el fémur paralelamente, si existe desplazamiento lateral del trocánter mayor indica que hay laxitud de la articulación coxofemoral. Esta técnica está indicada para pacientes de menos de tres meses de edad, en pacientes de poco peso y talla pequeña.

3) DIAGNÓTICO RADIOGRAFICO

INTRODUCCIÓN

Él diagnóstico definitivo de la DC debe realizarse a través del examen radiográfico. El valor diagnóstico de las radiografías de displasia de cadera depende de su calidad, la posición de paciente, la dirección de los rayos x y de la técnica utilizada. Fallas en la posición o en la técnica pueden enmascarar la presencia de esta patología (Riser, 1996).

La radiografía es el medio fundamental para el diagnóstico de esta lesión, detectándose en muchos casos en exámenes rutinarios y radiografías estándar realizadas para la selección de crías o por otros problemas (entre ellos los relacionados con la sintomatología específica de esta lesión), que afectan a la articulación coxofemoral (Martínez Hernández et al, 1992)

La radiología es el único método útil para diagnosticar con seguridad y economía, todos los signos óseos y articulares que se desarrollan en los animales displásicos (Douglas et al, 1975).

La DC puede ser reconocida radiológicamente después de los 6 meses de edad, debajo de esa edad es difícil detectar la enfermedad, debido a que la cabeza y cuello femoral pueden ser normales en tamaño y forma, siendo la única evidencia radiológica un incremento del espacio articular que en ocasiones no existe (Morgan, 1997).

En los niños recién nacidos las radiografías no siempre son útiles para el diagnóstico de luxación congénita de la cadera, pudiendo revelar en algunos casos displasia acetábular o luxaciones de tipo teratológico. Cuando el niño alcanza cierta edad, los tejidos blandos se van contrayendo y los estudios radiológicos se hacen más confiables para el diagnóstico.

EXPLORACIÓN RADIOGRÁFICA

Considerando que la identificación radiográfica de los signos de enfermedad se relaciona con los métodos y posiciones empleados, existen varias opciones y también controversias respecto a la mejor alterativa de diagnóstico precoz.

Existen varias instituciones internacionales, que reuniendo a un comité de expertos emiten certificados asegurando la ausencia de displasia en los animales estudiados y que podrán por tanto, ser utilizados con garantías en criaderos de animales de raza. En Estados Unidos; la Fundación Ortopédica para animales (OFA), en el Reino Unido; La Asociación Británica Veterinaria (BVA), en España; La Asociación de Veterinarios Especialistas en pequeños Animales (AVEPA); en Brasil, el Colegio Brasilero de Radiología Veterinaria (ABRV); en Argentina el club Argentino de Criadores del Perro Ovejero Alemán (POA).

Con el reconocimiento de la FCI (*Federación Cinológica Internacional*) se formó una comisión que elaboró recomendaciones sobre las posiciones radiográficas que debe adoptar el perro a explorar, actualmente tienen validez internacional (Agut, 1991).

Para realizar el diagnóstico de DC en base a las radiografías, es necesario contar con experiencia y amplios conocimientos de las diferencias específicas de las razas. Se comprende entonces que se hayan creado organizaciones para la valoración centralizada de las mismas. Para una asociación o club de perros de raza, tales organizaciones ofrecen la mejor garantía para la ayuda en la selección de los perros reproductores. El propietario de un perro y miembro de un club de raza, que asume las regulaciones del estatuto del mismo, incluyendo las referentes a las condiciones de admisión para el diagnóstico de libre de displasia.

Las principales normas para avalar en diagnóstico de DC en base a las radiografías, con algunas variaciones de acuerdo al país y a la raza, comprenden indicaciones para la:
- ✓ Colocación del paciente.
- ✓ Sujeción.
- ✓ Identificación de la película
- ✓ Tamaño de la película radiográfica
- ✓ Edad del paciente.
- ✓ Sexo.

COLOCACIÓN DEL PACIENTE

Los animales deberán adoptar posiciones perfectas, ya que cualquier anomalía en las mismas distorsiona la imagen obtenida, pudiendo producir falsos positivos o falsos negativos. Las proyecciones estándar durante muchos años han sido las recomendadas por la OFA. La proyección 1 es en la mayoría de los casos la única que se necesitará realizar.

❖ *Posición 1 – Proyección ventro-dorsal - Posición convencional*

Se coloca animal en decúbito dorsal; las articulaciones coxo-femorales deben ubicarse en forma simétrica con los miembros posteriores extendidos caudalmente. La pelvis debe colocarse en una forma absolutamente simétrica sobre el plano y los fémures se deben mantener paralelos en toda su extensión. Se provoca una ligera tensión sobre las rodillas, lo que ocasiona una abducción de los fémures y un ligero grado de rotación interna. Así se logrará una imagen perfecta de la cabeza y cuello femoral. En la placa radiográfica se ve entonces que ambas rotulas se encuentran ubicadas entre los cóndilos femorales.

En resumen, una radiografía correcta para diagnóstico de displasia coxofemoral en la proyección ventro-dorsal debe tener las siguientes características:

❖ En la película se deben incluir las dos últimas vértebras lumbares, pelvis, fémures y-articulación-femoro-tibio-rotuliana.
❖ Las alas del íleon deben ser simétricas.
❖ El coxal debe mantenerse simétrico y los fémures paralelos en toda su extensión.
❖ Los forámenes obturadores deben ser de igual tamaño y forma.
❖ Los bordes acetábulares deben ser visibles a través de la cabeza femoral.
❖ El canal pélvico se debe ver de forma ovalada siendo simétrico en cada mitad.
❖ Las rótulas deben encontrarse ubicadas entre los labios de la tróclea.

Se deben visualizar las alas ilíacas para avalar la no-existencia de rotación pélvica, también se deben observar las articulaciones femoro-tibio-rotulianas con el objeto de confirmar o no la presencia de la rótula sobre los surcos trocleares. Estos cuidados en la posición son necesarios para un diagnóstico preciso.

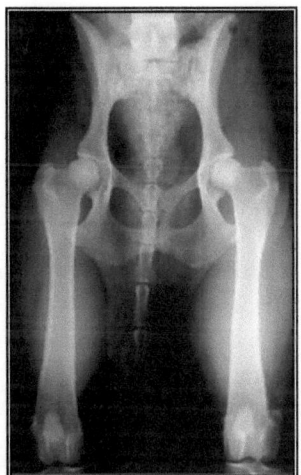

Fig.N° 11. Radiografía, para diagnóstico de displasia de cadera (Fuente: WWW. Synbiotics. com, modificado).

❖ **Posición 2-- Proyección ventro-dorsal – Posición de "rana"**

Para una mayor seguridad en el diagnóstico, puede efectuarse una segunda radiografía en una posición con las articulaciones flexionadas.

Se coloca el animal en decúbito dorsal, se toman los miembros posteriores a nivel del metatarso y se flexionan los miembros pélvicos. Se aplica una tensión abducente intentando que las caras laterales de los miembros contacten con la mesa, siendo importante que la pelvis no se despegue del chasis radiológico.

SUJECIÓN

Existen controversias si debe usarse anestesia para realizarla las radiográfias, ya que algunos autores afirman que es innecesario su uso en pacientes que permiten su manejo para obtener las radiografías. Otros mencionan la necesidad de la aplicación de anestesia, ya que pacientes radiografiados sin sedación dan como resultado informes radiológico de normalidad, pero luego, al ser anestesiados aparecen positivos a una subluxación. Por lo que la mayoría de los autores se inclinan al uso de este método. Es prácticamente imposible obtener las posturas necesarias para la exploración radiográfica en animales sin la administración de sedantes. La sedación es necesaria también para obtener la relajación de la musculatura del muslo y de la pelvis para comprobar la solidez de la conexión coxofemoral (Ficus et al, 1991).

Es necesario realizar anestesia general de corta duración 10 a 15 minutos, de manera de permitir una correcta posición, libre de reacciones por parte del paciente (Sommer et al, 1987).

Resulta muy útil utilizar un accesorio denominado esteativo o lecho, consistente en un dispositivo de sección semicircular donde el animal queda encajado en decúbito dorsal evitándose cualquier grado de rotación en esta posición. En muchos casos se requiere el uso de sacos de arena, cuñas de goma espuma y otros utensilios que permitan lograr optimas posiciones (Agut et al, 1991).

IDENTIFICACIÓN

Se deben marcar las radiografías sin posibilidad de modificación, utilizándose para ello números de plomo o cintas marcadoras o debe fotografiarse la película mediante un marcador de luz antes del procesado. En ningún caso se permite añadir información después del revelado. .

La FCI ha determinado que conviene documentar:

- ♦ Número del libro de origen de la raza.
- ♦ Número de tatuaje.
- ♦ Raza.
- ♦ Fecha de la radiografía.

En la práctica se recomienda colocar también el nombre del perro y para poder valorar la diferencia entre las dos articulaciones, se sugiere marcar con letras de plomo, la derecha e izquierda del animal (Ficus et al, 1991).

TAMAÑO

Para obtener un formato unitario y permitir la visualización de la articulación sacro-iliaca y la articulación femoro-tibio-rotuliana se ha recomendado que el tamaño de la película sea de 30x 40 cm para la posición 1, permitiéndose un formato de 24 x 30 cm para la posición 2.

59

EDAD

Al tratarse de una enfermedad del desarrollo, las alteraciones displásicas evidenciables en una radiografía irán evolucionando con la edad. Por esta razón no se debe emitir juicios diagnósticos sobre la misma antes que los animales cumplan 12 meses. Los animales que aparezcan libres de displasia deberán reconocerse de nuevo a los 24 meses de edad. Todos los autores recomiendan que no se expidan certificados de libre de displasia en perros menores de 2 años, ya que solo un 70 % de los mismos presentan signos radiológicos a los 12 meses de edad, mientras que a los 24 meses se presentan en un 96% y a los 36 meses en un 100% de los animales afectados (Agut et al, 1991).

La OFA también realiza evaluaciones de perros de menos de 24 meses, como ayuda a la selección de futuros reproductores. Es comprensible que el dueño del perro quiera saber lo antes posible, si el animal está aquejado o no de displasia de cadera. En estos casos el radiólogo no debe olvidar que una articulación juvenil, no posee todavía su forma definitiva. Siendo arriesgado emitir un diagnóstico basándose en la radiografía de un perro de edad temprana, cuando la imagen no muestra graves alteraciones posicionales. En otros casos se pueden diagnosticar graves anomalías displásicas, que permiten asegurar con un alto grado de certeza que estos cachorros no deben ser usados como reproductores y que tendrán dificultades en su empleo como perro de trabajo (Ficus et al , 1991).

SEXO

En las hembras en periodo de estro, las hormonas pueden aumentar la laxitud articular y hacer que la subluxación parezca más pronunciada, por ese motivo la OFA recomienda suspender el estudio en tales circunstancias.

ERRORES POSICIONALES Y RADIOLOGICOS

Los errores más comunes en la ubicación del paciente son:

Inclinación de la pelvis: se puede deber a una rotación lateral o a una inclinación a lo largo del eje longitudinal. Si es una rotación lateral se pondrá de manifiesto por el hecho que las dos mitades pelvianas, especialmente los agujeros obturadores, no serán exactamente iguales y por el largo desigual de los ileones. Esta rotación dificulta la adecuada visualización de la articulación sacroiliaca y coxofemoral. Si la inclinación se ha producido a lo largo del eje longitudinal se produce un acortamiento de la imagen del pubis y del isquion, esta inclinación también imposibilita la visión correcta de la articulación de la cadera, ya que crea una fuerte impresión de aumento de profundidad de acetábulo.

Rodillas colocadas lateralmente: si las rotulas no estuvieran superpuestos con los surcos trocleares, se deduce que los miembros posteriores fueron rotados en forma errónea: (insuficiente o excesivamente). Si ocurriera subluxación o luxación en un animal displásico, esta no sería diagnosticada por una posición incorrecta (Sommer, 1987).

Los errores radiográficos inciden en la calidad de la radiografía, estando relacionados con el equipo, las películas utilizadas y el procesado de las mismas.

Desde el punto de vista técnico, deben cumplirse también determinadas condiciones para obtener una radiografía (Rx) aprovechable. Los tejidos que han de ser atravesados por los, son densos en la región pélvica, siendo este hecho muy notable en los perros de gran talla. Para conseguir bajo estas condiciones una Rx cualitativamente buena, el equipo de rayos debe estar en condiciones de dar un rendimiento alto. Es muy difícil obtener radiografías de buena calidad con pequeños equipos, que requieren un tiempo de exposición excesivo, llevando a la falta de nitidez originada por los movimientos respiratorios. Para la obtención de una buena radiografía es necesario y conveniente el empleo de colimador. (Ficus et al 1991).Se debería contar entonces con un buen equipo de rayos X asociado a un sistema de revelado automático (Sommer, et al 1987).

Las radiográfias para el diagnóstico de DC deben ser nítidas y de buen contraste, permitiendo la visualización con claridad y detalle de las estructuras óseas de la pelvis. Se deberá observar el borde acetábular dorsal, así como la estructura trabecular de la cabeza y cuello femoral. El cartílago articular del acetábulo y cabeza femoral no son visibles, por su escasa radiopacidad, sin embargo se puede determinar sus características a través de la forma y extensión del espacio articular (Riser, 1967)

Se deberán descartar indefectiblemente las radiografías:
    ✓ Manchadas,
    ✓ Mal reveladas,

✓ Sin datos del paciente,

✓ Sin patrón de imagen

✓ sub o sobre expuestas.

ANATOMIA RADIOLOGICA

Antes de describir los signos radiológicos típicos de la displasia, es necesario conocer los aspectos radiológicos normales de los distintos elementos que conforman la articulación de la cadera.

❖ *Acetábulo*

El acetábulo se aprecia, en una cadera normal como una estructura semicircular. Se distingue un borde dorsal y un borde ventral, (cóncavo). El borde dorsal se ve como una línea ligeramente curva por encima de la cabeza femoral. El borde ventral sirve para establecer la profundidad que posee el acetábulo, se divide por la fosa acetabular, en un borde craneal y otro caudal que culmina en un borde acetábular efectivo craneal y en un borde acetábular efectivo caudal.

❖ *Cabeza femoral*

La cabeza femoral presenta un contorno redondeado que equivale a dos terceras partes de un círculo. Un cartílago articular la cubre enteramente, excepto en la zona de inserción del ligamento redondo. Dicha área conocida como *fóvea capitis*, aparece radiológicamente como una escotadura o depresión en la cabeza del fémur, siendo la única porción donde se pierde su contorno liso típico. Su tamaño y configuración deben ser congruentes con el acetábulo y al menos la mitad de la cabeza femoral debe estar dentro del borde acetábular dorsal.

❖ *Cuello del fémur*

El cuello, estructura más estrecha que la cabeza, va a presentar radiográficamente una estructura trabecular característica. Presenta un ángulo respecto al eje diafisiario del fémur cuyo valor normal se sitúa en torno a los 105°.

❖ **Espacio articular**

El espacio articular se presenta como una estrecha línea radiolúcida de aspecto regular, excepto en la región donde se sitúa la fóvea capitis y la fosa acetábular, donde se distorsiona fisiológicamente.

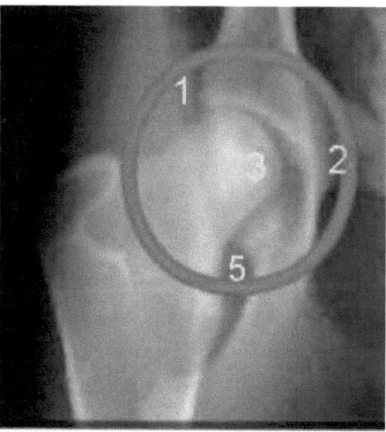

Fig. N°12 Radiografía de cadera 1) borde efectivo craneal 2) borde ventral del acetábulo 3) fóvea capitis 5) borde acetábular efectivo caudal (Fuente: Agut, 1991, modificado).

Animales en crecimiento

Resulta complicada la reproducción radiográfica de la pelvis, ya que en determinadas circunstancias, las áreas todavía no osificadas de los huesos de la pelvis, pueden confundirse con puntos de fractura o tomarse por fragmentos fracturados, los pequeños centros de osificación (Douglas et al,1975).

Smith (1963) realizó un detallado estudio de la pelvis canina, en cuanto al desarrollo e imágenes radiográficas, estableciendo que aún cuando exista un patrón de osificación y de fusión interósea perfectamente definido, se presenta una considerable variabilidad individual, separando los primeros4meses de vida en dos etapas .

Al nacimiento, solamente se encuentran osificadas pequeñas áreas del pubis, isquion e ilion, las cuales además son independientes entre sí.

63

De las 6 semanas a los 4 meses de edad: se produce un centro independiente de osificación en el acetábulo, cuya fusión con los otros tres huesos no se completa hasta los 6 meses de edad y aún más tarde (hasta 18 meses). La cabeza femoral se osifica a partir de un solo centro y no se funde con el cuerpo hasta los 6 meses de edad. A pesar de todo ello lo normal es que tanto la forma general del acetábulo como su relación con la cabeza femoral, puedan reconocerse ya a los 2 meses de edad

Otros centros de osificación se producen en la cresta ilíaca (4-8 meses), en la tuberosidad isquiática (4-7meses). La edad en la que se forman y fusionan estos centros, puede abarcar de los 4 a los 12 primeros meses de vida del animal.

SIGNOS RADIOLOGICOS DE LA DC

El diagnóstico radiográfico depende de la presencia de la subluxación de la enfermedad articular degenerativa o ambas (Kaderly et al, 1983).

Las características radiológicas más importantes de esta alteración son: un ajuste irregular de la cabeza del fémur en el acetábulo debido a la poca profundidad de la cavidad articular o a la holgura y subluxación del fémur. Fácilmente observable en los casos más graves, siendo muy poco notorio en los casos leves (Douglas et al, 1975)

La patología radiológica de la DC resulta variable según el grado de gravedad de la misma. Existen muchos cambios radiográficos que se pueden asociar con la DC, no obstante se detallaran a continuación, los distintos puntos indicativos del diagnóstico de esta patología:

♦ **En el acetábulo se observa,** deformación o aplanamiento del mismo, lo que representa un defecto grave, puesto que carece de profundidad para asegurar la estabilidad de la cabeza femoral en su interior. Los bordes acetábulares deben mostrar un contorno afilado, la falta de nitidez y los posibles engrosamientos de los mismos, indica una tendencia del organismo a la creación de una base más ancha y por lo tanto mayor capacidad de carga para la articulación de la cadera.
♦ **Después se debe observar la cabeza femoral,** esta debe acoplarse perfectamente al acetábulo pudiendo presentar alteraciones de forma y tamaño, por lo tanto la

articulación puede presentarse demasiado suelta. La cabeza femoral puede estar subluxada o en casos más desfavorables luxada.

♦ **Luego se analiza el cuello del fémur** que debe estar claramente contrastado respecto a la cabeza, con una adecuada longitud y angulación con respecto a la diáfisis del fémur y no presentar manifestaciones osteoartríticas.

♦ **También se observará el espacio articular** que debe ser estrecho y limitado concéntricamente es decir que la cabeza femoral y acetábulo deben discurrir paralelamente (Ficus et al, 1991).

La radiografía en la posición 2, permite una valoración más exacta del cuello del fémur y la detección de posibles manifestaciones osteoartríticas. Es valorable también el borde caudal del acetábulo, el cual normalmente con el craneal ha de describir un semicírculo. La utilización de una radiografía en la segunda posición, adquiere mayor importancia cuando se detecta una leve DC, siendo en estos casos una importante ayuda para la valoración de los signos radiológicos (Ficus, 1991).

.

En resumen los signos radiológicos de DC pueden ser:

♦ Deformación o aplanamiento del acetábulo;

♦ El acetábulo tiene poca profundidad;

♦ Los bordes acetábulares pierden su forma;

♦ Deformación o aplanamiento de la cabeza femoral;

♦ La cabeza femoral se acopla pobremente en el acetábulo, pudiendo dar la impresión que la cabeza es demasiado pequeña;

♦ El borde de la cabeza femoral deja de coincidir con el borde del acetábulo;

♦ Aumento del espacio o separación articular;

♦ Puede apreciarse una subluxación o luxación de la cabeza femoral

Cuando el 50 % de la cabeza femoral se encuentra fuera del acetábulo se considera que está subluxada.

Por ser el hueso un tejido que se encuentra en continúa remodelación, según la función y transición de fuerzas a las que se ve sometido, se puede evidenciar en perros displásicos, modificaciones adaptativas de los huesos coxofemorales en un intento de permanecer articulados.

65

Cambios degenerativos secundarios

Como resultado de la pobre relación que existe entre la cabeza femoral y el acetábulo, se van a producir diversos cambios degenerativos secundarios, que pueden manifestarse de tres formas. Los mismos pueden producirse simultáneamente o por separado.

- El primero de ellos se relaciona a un intento adaptativo del acetábulo para formar una nueva cara articular, con el objeto de recibir a la cabeza del fémur. Este hecho se denomina bilabiación y se inicia en la región del borde acetábular craneal, donde se produce una divergencia de la curva de este borde y un desgaste del ángulo que formaba el borde acetábular efectivo craneal.

- El segundo hecho consiste en el desarrollo de una exostosis ósea alrededor de la articulación, envolviendo al acetábulo y el cuello del fémur. La neoformación ósea que afecta al acetábulo se produce primariamente en el borde acetábular efectivo craneal, donde contribuye al efecto de bilabiación, pero también puede producirse en los bordes dorsal y caudal. En cuanto a las exóstosis que afectan al fémur provocan tanto el engrosamiento como la desorganización de su cuello.

- El tercer cambio tiene lugar en la cabeza del fémur, la cual sufre un cierto grado de remodelación y aplanamiento. Este fenómeno junto con el engrosamiento irregular del cuello femoral va a provocar deformación y ensanchamiento, tanto de la cabeza como del cuello del fémur. Fig.N°14

En síntesis los principales cambios visibles ante la presencia de una enfermedad articular degenerativa, como consecuencia de la DC son:

✓ Deformación y pérdida de la apariencia hemisférica de la cabeza femoral (aplanamiento).

✓ El acetábulo se torna plano, poco profundo e irregular en sus bordes.

✓ El cuello femoral presenta alteraciones degenerativas.

✓ Se produce hueso nuevo alrededor del acetábulo y en la cabeza femoral (osteofitos), como resultado de la enfermedad articular degenerativa (EAD).

✓ Se aprecia un incremento de densidad en el cuello femoral a la altura de la inserción de la cápsula articular. Esto es indicativo de la presión que ejerce la cápsula articular.

✓ El engrosamiento del cuello junto con el aplanamiento de la cabeza femoral, va a provocar que la cabeza y cuello femorales presenten un aspecto acortado y engrosado de forma irregular.

✓ Se pueden observar cambios en el ángulo del cuello femoral, este puede incrementarse o disminuir.

✓ Se pierde el borde craneal acetábular y luego se van haciendo irregulares los demás bordes.

✓ Esclerosis del hueso subcondral en el acetábulo y la cabeza femoral que se manifiesta por aumento de la densidad.

Las imágenes radiográficas N° 13, 14, 15 permiten visualizar los cambios a través del tiempo

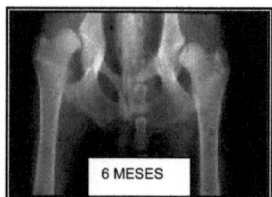

Fig.N° 13 Radiografía de un perro de 6 meses, ambos acetábulos muestran una configuración plana, la articulación coxofemoral izquierda esta subluxadas y la derecha muestra una marcada laxitud articular. No hay signos de osteoartrosis (fuente: WWW. Synbiotics. com, modificado) .

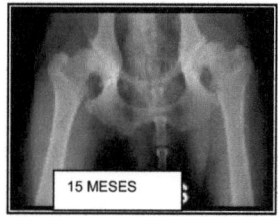

Fig.N°14. El mismo animal a los 15 meses de edad. La laxitud es acompañada del desarrollo de enfermedad articular degenerativa moderada. Las cabezas femorales aparecen levemente aplanadas, los cuellos femorales están comenzando a engrosarse, los bordes acetábulares están en los primeros estadios de remodelación (Fuente: WWW. Synbiotics. Com, modificado).

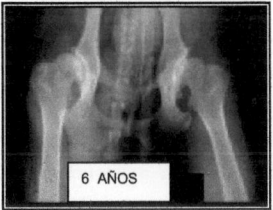

6 AÑOS

Fig N°.15 El mismo animal a los 6 años. La EAD ha progresado en forma severa. Presentado marcada remodelación en los bordes acetábulares, como también en las cabezas y cuellos femorales (Fuente: WWW. Synbiotics. com, modificado) .

ANÁLISIS DE LAS RADIOGRAFIAS

En nuestro país se somete a exploración radiográfica para evaluar le presencia de DC a los animales que pertenecen a las razas mas predispuestas, cuyos propietarios los haya inscripto en el Kennel Club Argentino. En el caso del POA (club de perros ovejeros Alemanes) se permite realizar la toma radiográfica cuando el animal cumple el año de edad, luego las mismas son remitidas para su evaluación, a un centro evaluador habilitado por la OFA. Las placas son revisadas por tres radiólogos con experiencia en el diagnóstico y se le asignan puntos basados en los signos radiográficos y variando acorde el sexo del animal. De esta forma la cadera es graduada como normal o displásicas (leve, moderada e intensa). Los animales con las dos últimas categorías no recibe el número de registro como reproductores

La comisión de la FCI ha elaborado normas bajo las cuales deben realizarse las radiografías. Los evaluadores comprueban:

♦ La correcta colocación del paciente que debe realizarse de acuerdo a la posición 1 de la OFA.

♦ La calidad de la radiografía.

♦ Se observan las distintas zonas anatómicas de la pelvis, acetábulo, cabeza y cuello del fémur donde se analizan contornos de los bordes, tamaño del espacio articular, etc.

Debido al alto grado de estandarización que se requiere en el diagnóstico radiológico para establecer programas de control de la displasia, se ha desarrollado criterios objetivos para evitar cualquier grado de subjetividad en el examen radiografías (Agut et al, 1991).

68

MÉTODOS OBJETIVOS DE DIAGNOSTICO DE LA DC

Tanto la profundidad del acetábulo cuanto la cabeza femoral pueden ser determinados aproximadamente por la imagen radiológica. Se puede medir el ángulo de Norberg Olsomn, el índice acetábular de Rhodes Jenny y la determinación de la profundidad del acetábulo. Estos métodos de medición permiten la obtención de datos cuantificables que apoyan el diagnóstico sobre todo en caso de duda.

ÁNGULO DE NORBERG (AN)

El ángulo de Norberg por sí solo, no ofrece ninguna posibilidad para una clasificación de la DC. Sin embargo constituye siempre un criterio de valoración adicional importante, que puede influir perfectamente en las diferencias de grados en la evaluación final (Ficus et al, 1991).

Este método valora la profundidad acetábular, midiendo la situación del centro geométrico de la cabeza femoral respecto al borde acetábular, mediante el ángulo que forman las líneas ideales que se trazan sobre ellos.

La técnica consiste en aplicar una escala realizada sobre material transparente, en la que se le han realizado una serie de círculos concéntricos. Partiendo del centro de los mismos, se traza, una línea recta y con respecto a ésta se trazan otras líneas en abanico, formando ángulos de 90° hasta 110° (Ficus et al, 1991).

Tras obtener la radiografía se coloca sobre ella la escala de Norberg, de forma que algunos de los círculos concéntricos dibujados en la misma se ajusten perfectamente a las cabezas femorales, en las que debe marcarse el centro del círculo. Posteriormente se observa el borde acetábular craneal, si sobresale o no con respecto a la línea que corresponde el ángulo de 105° (Douglas, 1975).

Esta medición se repite luego en la otra articulación de la cadera. Como los ángulos pueden diferir perfectamente entre la articulación coxofemoral derecha e izquierda, es válido siempre el valor más bajo. Cualquier ángulo inferior a 105 ° se considera indicativo de un desplazamiento de la cabeza femoral con respecto al acetábulo. Si el borde acetábular craneal no sobresale de la línea de 105°, indica que existe una alteración de la cabeza dentro del acetábulo; por lo tanto existiría displasia de cadera. Si por el contrario, el borde craneal del acetábulo sobresale de esa línea sabremos que el acetábulo es profundo no existiendo displasia de cadera (Agut et al, 1991).

Para otros autores, el animal puede presentar graduación de 105º o más y no ser considerado libre de displasia. Este método de medición puede no evidenciar, por ejemplo, que menos del 50% de la cabeza femoral está inserta dentro de la cavidad acetábular, ya sea porque el borde craneal acetábular presente osteofitos o cuando existe incongruencia acetábular (Sommer et al, 1987).

Smith (1997) observó que muchas caderas con aspecto radiológico normal, tienen ángulos menores de 105º. Este autor considera que un ángulo de Norberg (AN) igual o mayor de 105º es demasiado riguroso. Esta visión fue comprobada por un estudio realizado por Smith, relacionando el AN con la clasificación en grados realizada por la OFA, concluyendo que 100 de los 226 perros (44%) juzgados como normales por la OFA, tenían un AN menor de 105º. El ángulo más bajo asociado con un registro de la OFA normal fue de 88º. Este autor manifiesta que no observó diferencias en la medición de los AN entre las razas no predispuestas a DC y aquellas comúnmente afectadas.

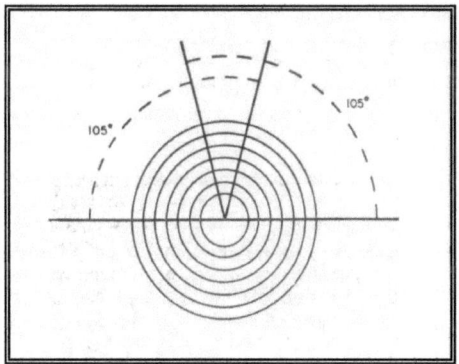

Fig.Nº16 Patrón para la medición del ángulo de Norberg (Fuente: Ficus et al, 1991, modificado).

ÍNDICE ACETABULAR DE RHODES JENNY

Este método consiste en medir la distancia entre los dos bordes acetábulares y la distancia existente entre los dos puntos más internos de las dos cabezas femorales. Luego de tener las dos medidas se realiza la siguiente ecuación matemática: si a la primera medida le restamos 4 milímetros y luego comparamos con la segunda medida, cuando la primera medida es menor que dos tercios de la segunda, el animal no posee displasia, mientras que si es mayor, el acetábulo será superficial y por lo tanto displásico.

DETERMINACIÓN DE LA PROFUNDIDAD DEL ACETABULO

(Según PHIELER 1967)

La profundidad del acetábulo se mide determinando la diferencia de dos trayectos. Se resta la longitud del trayecto desde el punto más profundo de un acetábulo hasta el punto mas profundo del otro acetábulo (trayecto x_1), este valor se relaciona con el valor obtenido desde el centro del techo de un acetábulo hasta el centro del techo de otro acetábulo (trayectoria X_3).

$$(x_{1x} 100)_+ x_3 = {}_{Y2} \text{ % (Phiehler, 1967).}$$

Sobre la base de sus resultados, Phiehler efectúo la siguiente clasificación por grados:

Medición bilateral de la articulación (valor $_{Y2)}$

Articulaciones sanas de la cadera	55-69%
DC de 1er grado	70-73%
DC de 2do grado	74-79%
DC de 3er grado	> 80 %

Como los casos muy acentuados ya no se pueden medir correctamente, SCHNELLE (1954) reunió los grados 3 y 4, en un solo grado, el 3° en su clasificación.

Esta clasificación adolece de inconvenientes, por lo que no ha tenido aceptación (Loeffler, 1991).

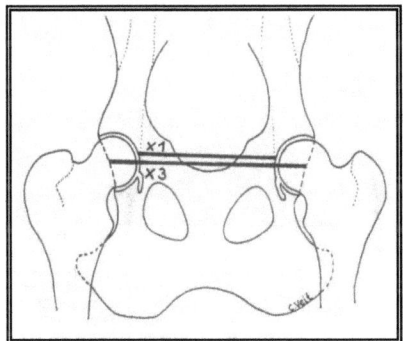

Fig.N °17Trayectos de la medición X_1 y X_3 para la determinación bilateral del acetábulo, según Phiehler. (Fuente: Ficus 1991, Modificado)

En este momento no existe una única técnica unánimemente aceptada, se trata de encontrar una que cumpla con su total aceptación

CLASIFICACIÓN

La DC es un síndrome que aparece con diferentes intensidades desde las formas apenas detectables hasta las más graves Se trata de dar una calificación objetiva de la gravedad de la lesión, para lo cual se han propuestos muchos criterios y técnicas, para describir los grados de DC.

Los más conocidos son:

CLASIFICACIÓN POR GRADOS DE DC

Según SCHNELLE (1954) dividió la DC en cuatro grados. Esta clasificación es todavía utilizada en muchas asociaciones dedicadas a la cría y en centrales de valoración.

Grado I la cabeza del fémur aparece demasiado pequeño en comparación con el acetábulo y por lo tanto demasiado amplio el intersticio entre dicha cabeza y la cavidad articular.

Grado II. El acetábulo esta sensiblemente aplanado y la cabeza femoral muestra muchas veces diferencias con respecto a la configuración esférica.

Grado III: la cabeza del fémur está subluxada.

72

Grado IV: la cabeza del fémur está luxada.

VALORACIÓN DE LA DC

Mueller y Saar, (1969), propusieron una clasificación en los siguientes grados

- ✓ Sin indicios de DC
- ✓ Sospecha de DC
- ✓ Ligera DC
- ✓ Mediana DC
- ✓ Grave DC

.

Sin indicios de DC

La cabeza del fémur y el acetábulo son congruentes y el ángulo según Nolberg es de 105 ° o más.

Sospecha de DC

La cabeza del fémur y el acetábulo son incongruentes en escaso grado, con ángulo de Norberg de 105 ° o más o bien la cabeza del fémur es congruente y el ángulo de Norberg es inferior a 105°|. Puede haber pequeñas faltas de precisión en el reborde craneal y dorsal del acetábulo.

Ligera DC

La cabeza del fémur y el acetábulo son incongruentes, el ángulo de Nolberg es superior a 100°. Puede haber ligeras manifestaciones osteoartríticas en los bordes del acetábulo.

Mediana DC

Clara incongruencia entre la cabeza del fémur y el acetábulo, con Subluxación: Aplanamiento de los bordes del acetábulo y/o señales osteoartríticas.

Grave DC

Luxación acentuada o subluxación, el ángulo de Norberg es inferior a 90°, claro aplanamiento del borde craneal del acetábulo, evidentes señales osteoartríticas.

MÉTODO DE LA OFA

El registro de displasia de cadera de la OFA reconoce nueve grados de variaciones entre la congruencia y ajuste de la cabeza femoral al acetábulo y los primeros tres se los considera en el rango normal:

1. conformación excelente
2. conformación normal para edad y raza
3. menos de la ideal pero dentro de los límites normales
4. casi normal, mínimas anormalidades coxofemorales
5. cambio displásico mínimo marginal
6. Grado I de displasia.
7. grado II de displasia
8. grado III de displasia
9. grado IV de displasia

Grado I.: mínima alteración de la articulación de la cadera, no obstante se puede diagnosticar. Debe repetirse el estudio transcurrido 6-8 meses.

Grado II: displasia leve o displasia ligera

Grado III: displasia moderada o mediana

Grado IV: displasia grave

Con el objeto de limar diferencias en la designación de los grados en el ámbito de comparación internacional, se propuso una clasificación en grupos A-E, cada uno de los cuales con subdivisiones en A1 A2 etc.

La decisión sobre la intensidad a que puede o debe seleccionarse contra el síndrome DC, la debe tomar cada uno de los Clubes de perros de raza. Se tiene en cuenta la extensión de la DC dentro de la raza y el tamaño de la población canina que se disponga para la crianza. Cuanto más rara es la DC dentro de la raza y mayor es la base de crianza, más estrictamente puede llevarse a cabo la selección (Ficus et al, 1991).

Inconvenientes de este método de evaluación

Se exige que los perros sean mayores de 12 o 24 meses (dependiendo de la raza y del país) para realizar la evaluación roetnográfica. Esto significa que los criadores deben seguir sus instintos al seleccionar los cachorros para guardarlos como reproductores o en

74

otros casos, invertir tiempo y dinero en el mantenimiento y alimentación de muchos perros con buen potencial de crianza hasta los dos años de edad.

Otro inconveniente es la variabilidad en la interpretación de las placas llevadas a cabo por los radiólogos, incluso por el mismo profesional.

La posición estándar de la OFA puede enmascarar la laxitud por la "tensión" de la cápsula articular, debido a que la laxitud es un estado dinámico muy influido por la postura, pudiendo ser pasado por alto por las técnicas radiográficas. El método de la OFA probablemente sea preciso en la detección de la DC una vez que se presentan los cambios secundarios, pero pierden exactitud en la identificación de la laxitud articular. Sin embargo, la posición recomendada por la OFA, ha sido el estándar por más de 30 años en todo el mundo.

NUEVO MÉTODO DE DIAGNÓTICO RADIOGRAFICO

Los fundamentos para desarrollar un nuevo método de diagnóstico eran múltiples.

La posición de caderas extendidas, utilizada en forma sistemática desde hace varios años, resulta una posición totalmente antinatural, ya que un canino nunca extiende sus caderas de esta manera en forma habitual. Además esta toma radiográfica, permite evaluar solamente los cambios degenerativos una vez que estos ya están instaurados. Al extender los fémures para colocar al animal según el método tradicional, la cabeza femoral se acerca más al acetábulo, enmascarando la posible laxitud y subluxación de la articulación. Por esto, una cadera que aparenta ser sana, evaluada por el método habitual, puede en realidad ser laxa y subluxada.

A pesar de los controles efectuados hasta el momento poco ha variado la incidencia de esta patología, se ha creado un método revolucionario. El mismo permite evaluar y medir la laxitud articular y de esta manera, pronosticar con un alto grado de seguridad, la DC en forma temprana. Tal técnica puede realizarse en animales desde las 16 semanas de vida, permitiendo así efectuar tratamientos adecuados desde muy temprano, permitiendo además tomar decisiones precoces en cuanto a la utilización del paciente como reproductor, animal de trabajo etc.

En 1983, Smith, de la Universidad de Pennsylvania, concibió y desarrollo un nuevo método para el diagnóstico temprano de la DC. En 1993, se estableció PennHip (Programa de mejoramiento de la cadera de la Universidad de Pennsylvania), un multicentro cooperativo científic donde se realizaron los ensayos clínicos de la nueva tecnología de displasia de cadera.

MÉTODO DE PennHIP

Este método radiográfico tiene por objetivo identificar la laxitud coxofemoral a una edad más temprana, basándose en el concepto aceptado que el primer cambio necesario para el desarrollo de displasia de cadera es el incremento de laxitud en los tejidos de sostén, que estabilizan los dos componentes: la cabeza femoral y el acetábulo (Riser, 1996).

El PennHIP consiste en realizar tres radiografías separadas, obtenidas en distintas posiciones, las cuales son:
- Radiografía estándar con cadera extendida (posición 1, método convencional de la OFA).
- Radiografía de compresión,
- Radiografía de tracción o estrés,

Las radiografías de compresión y tracción se emplean para identificar y cuantificar la laxitud y congruencia articular, mientras que la posición con caderas extendidas, se utiliza para obtener información suplementaria con respecto a la existencia de enfermedad articular degenerativa.

Procedimientos

El paciente debe tene 4 meses o más y las radiografías deben ser efectuadas po un radiólogo diplomado a través de un programa de mejoramiento de cadera de la Universidad de Pennsylvania. Se utiliza un distractor estandarizado por dicho programa que posee un número de registro a nombre del veterinario licenciado. Una vez obtenidas las radiografías son enviadas para su análisis al centro de evaluación de PennHIP

El animal es sedado o anestesiado y colocado en decúbito dorsal y se procede a realizar las distintas radiografías:

- **Radiografía de compresión**

El animal se coloca con los fémures perpendiculares a la camilla, como si estuviera parado y las tibias paralelas entre sí. Se aplica una fuerza compresiva leve, utilizando pesas para el empuje medial sobre el trocánter mayor, logrando de esta forma que las cabezas femorales queden ajustadas por completo dentro del acetábulo. La imagen obtenida nos permite evaluar la máxima congruencia entre las superficies articulares.

- **Radiografía de tracción o estrés**

Se obtiene colocando un dispositivo denominado "distractor" entre los miembros posteriores, (que ayuda a efectuar una maniobra de palanca) para crear un desplazamiento máximo entre las cabezas femorales y los acetábulos.

▪Radiografía estándar con cadera extendida (ya explicada anteriormente)

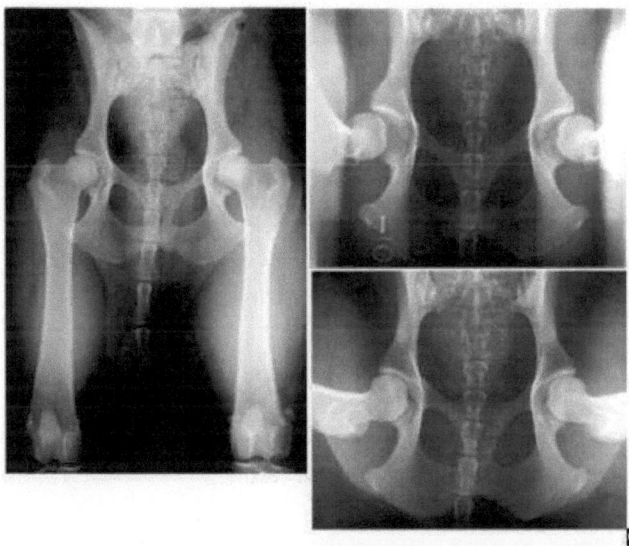

Fig N°.18. Radiografía estándar con cadera extendida (Izquierda), radiografía de tracción (derecha arriba), radiografía de compresión (derecha abajo) (Synbiotics. modificado).

Estas tres radiografías de la Fig N°.18 corresponden al mismo perro y la visualización del espacio articular es muy diferente, en cada una de las imágenes radiográficas. En la radiografía de tracción, la articulación parece ser mucho más laxa que en la radiografía de caderas extendidas. En promedio la toma radiográfica de tracción permite observar 2,5 – 11 veces más laxitud, (dependiendo de la raza) que la visión de caderas extendidas.

¿Porqué la articulación aparece más laxa en la imagen de tracción?

Se ha visto en la revisión anatómica que la articulación coxofemoral es una rotula que tiene capacidad de rotar sobre los ejes ortogonales (xyz). El fémur puede rotar hacia delante y atrás (flexión y extensión) también es capaz de realizar movimientos de aducción / abducción y puede realizar rotación interna y externa. El punto central del movimiento de cadera, cuando el perro está en estación, fue llamado posición neutral

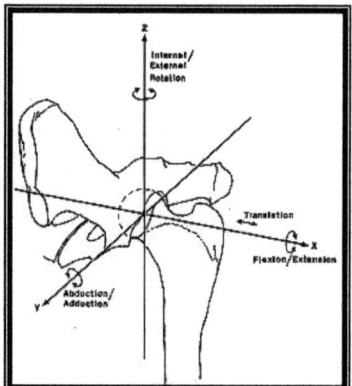

Fig N°19. Diagrama que muestra los movimientos que puede realizar la cadera (Fuente: WWW. Synbiotics. com, modificado) .

A través de la palpación se puede comprobar que la cabeza femoral se mueve hacia fuera de la cavidad acetábular. Esta desarticulación lateral aunque es una característica importante de la articulación, no había sido estudiada hasta 1983. La cantidad de la dislocación es proporcional a la laxitud de la articulación (Smith, 1997).

Las pruebas biomecánicas demostraron, que la cantidad máxima de luxación de la cabeza femoral en la posición neutral, no está limitada por la longitud del ligamento redondo como se creía antes, sino que depende del volumen del líquido sinovial, que actúa conjuntamente con la cápsula sinovial. Además se comprobó que las placas convencionales con cadera extendida, pueden enmascarar la laxitud por generar tensión en los elementos capsulares, llevando esto a la mejoría artificial de la congruencia articular. De éste modo caderas con marcada laxitud articular, podrían ser consideradas normales y estos animales serian considerados aptos para crianza.

Se descubrió un mecanismo hidrostático que influía en la estabilidad articular, Se presumió que el incremento del líquido sinovial, actuaría anulando el efecto del mecanismo hidrostático en su función de estabilizar a la articulación (Smith, 1997).

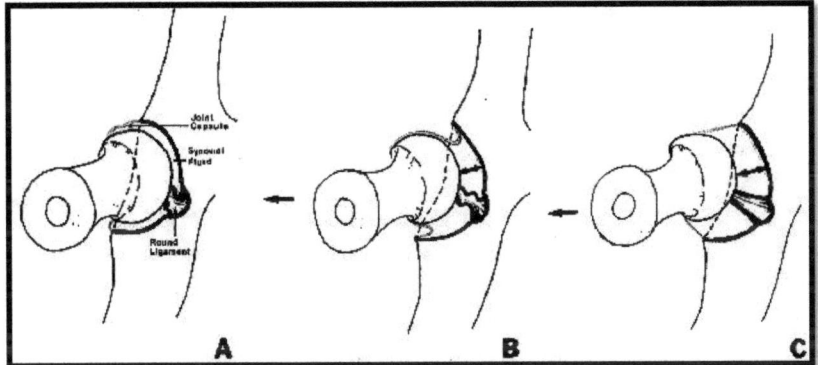

Fig.N° 20 Diagrama esquemático de la articulación coxofemoral

A) Representa una articulación normal en la posición neutral. La cápsula y el ligamento redondo están relajados.

B) Cuando se aplica una fuerza en la cápsula articular se produce una presión diferencial (efecto vacío) a lo largo de la cápsula. El grado relativo de desplazamiento depende de la cantidad del fluido sinovial presente, a mayor cantidad de líquido sinovial más desplazamiento.

C) En un perro con exceso de líquido sinovial la magnitud del desplazamiento es limitado por la cápsula, la musculatura circundante y el ligamento redondo (Fuente: WWW. Synbiotics. Com, modificado).

MEDIDA DE LA LAXITUD ARTICULAR

El desplazamiento relativo de la cabeza femoral (laxitud articular) se cuantifica utilizando un índice. Es una medida cuantitativa que fue desarrollada para la toma radiográfica de tracción y compresión. El método del índice es cuantitativo, es decir le asigna un número en comparación con el modo cualitativo o subjetivo de la OFA, donde se utilizan grados, siendo este último, más vulnerable a los errores del observador.

ÍNDICES DE DISTRACCIÓN Y DE COMPRESIÓN

El **índice de distracción (ID)**, varia de 0 a 1, se calcula trazando un circulo que pase por los bordes del acetábulo y otro circulo en la cabeza femoral. En la radiografía de tracción, la fuerza distractiva causa la separación entre los centros. La distancia, (d), es una medida de la laxitud de la cadera sin embargo, (d) también varía con la talla y edad del perro y con la ampliación debido a la distancia foco película. Para evitar estas fuentes potenciales de variación, (d) es dividido por el radio de la cabeza femoral (r).

El índice que resulta es, d/r

ID: 0 = congruencia articular total

ID: 1 = indica luxación completa con escasa o nula congruencia articular

Él ID es indicativo del porcentaje que la cabeza femoral se desplaza fuera del acetábulo, como se ve en la Fig. N°.21 por ejemplo un ID: 0,58 indica que la cabeza femoral se sale del acetábulo por 58% Una cadera con un ID de 0,6 está luxada en un 60% tiene dos veces más luxación que otra con un ID de 0,3. La laxitud medida en ID tiene una firme correlación con la probabilidad de padecer enfermedad articular degenerativa; la probabilidad de sufrir se incrementa a medida que lo hace el ID (Smith, 1997).

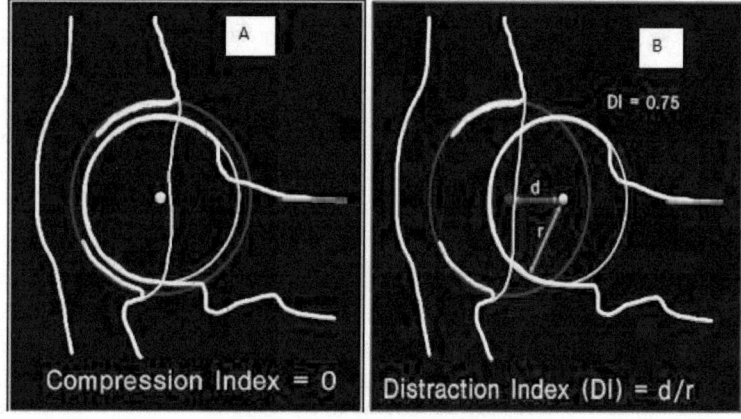

Fig. N°.21 **A)**- Índice de laxitud para la radiografía de distracción **(ID)**, **B)**_Índice de laxitud para la radiografía de compresión **(IC)** (Fuente: WWW. Synbiotics. com, modificado).

En la radiografía de compresión los centros de los círculos del acetábulo y de la cabeza femoral deben coincidir indicando que el empalme es concéntrico.

¿Qué edad debe tener el perro para realizar la evaluación de PennHip?

Las primeras experiencias se realizaron a las 8 semanas de vida determinando que a lasgo plazo no eran confiables de asegurar ausencia de enfermedad articular degenerativa posterior. Por tal razón, en la actualidad se recomienda que los perros sean evaluados después de las 16 semanas de vida y que se tomen placas de control a los 6 y 12 meses para confirmar los ID medidos (Smith, 1997).

CONFIABILIDAD DEL MÉTODO

En un estudio radiográfico, 142 perros fueron radiografiados en la posición cadera extendida estándar y en la posición de compresión / tracción a los 4, 6, 12, 24 y 36 meses de edad. La integridad de la cadera fue evaluada por tres métodos: 1) la medición del ángulo de Norberg, 2) mediante la asignación de grados por el método de la OFA y 3) a través del método de PennHIP medido por los ID. Uno de los objetivos de este estudio era evaluar la confiabilidad del diagnostico, concluyendo que la medición de los ID esta menos influido por los errores posturales, demostrando además ser mas repetible en diversos periodos de tiempo (Smith, 1997).

Una vez realizada la radiografía, se envía a U.S.A., donde se determina el Índice de distracción (ID), que es una medida de laxitud de la cadera, y se expresa con una cifra que va del 0 al 1. Un ID cercano a 0, indica que la laxitud es mínima y la cadera es firme, mientras que si el ID es cercano a 1, la cadera es muy laxa, (esta luxada). Se llego a la conclusión, luego de múltiples investigaciones, que los pacientes con ID superior a 0.3 son susceptibles de displasia, y a medida que este índice aumenta, las posibilidades de sufrir displasia también. Un índice superior a 0.7, indica una segura displasia, mientras que si es menor a 0.3, no existen posibilidades de manifestar esta patología. Cada raza, posee un ID promedio distinto a otras, por lo que puede comparar él ID de un paciente con la media de la raza a la que pertenece, y de esta manera, sugerir o no la reproducción del individuo (siempre se sugiere reproducir ejemplares que posean un ID menor al promedio de la raza). En aquellos cachorros que posean un ID superior al promedio, podemos implementar tratamientos adecuados para prevenir o postergar la aparición de los signos clínicos y radiológicos de displasia, y no esperar a que éstos se manifiesten para empezar a tratarlos.

Laxitud pasiva de la articulación coxofemoral en distintas razas

Smith postula la existencia de dos clases de laxitud coxofemoral , la pasiva (que es la mensurable) es la laxitud sin contracción muscular y la activa o funcional es la resultante del sostén del peso corporal para la cual no existe hoy en día manera de medirla. Concluye diciendo que la laxitud pasiva es un factor de riesgo para el desarrollo posterior de enfermedad articular degenerativa (EAD).

Las razas de perros reconocidas por su mínima prevalecían de DC caracterizadas por tener caderas cerradas (ID reducido en extremo) presentaban un ID significativamente menor que aquel para las razas de afectación frecuente para la DC. Esto refuerza la hipótesis que un ID de 0,3 constituye una separación umbral biológico entre caderas normales libres de DC y aquellas susceptible de EAD. Llamativamente cuando se empleó el mismo conjunto de perros utilizando el ángulo de Norberg, para cuantificar la laxitud, no se observaron diferencias significativas entre las razas. Esta insensibilidad racial del método radiológico de la OFA, puede ayudar a explicar la escasa confiabilidad de los métodos de registro fundamentados en tal incidencia radiológica

Cuando las razas fueron comparadas, los pastores Alsacianos tenían 6,3 veces más posibilidades de sufrir EAD que los restantes ejemplares bajo estudio. La diferencia de susceptibilidad, podría ser explicada por la conformación "recogida" del pastor Alsaciano, que multiplicaría las fuerzas reacciónales de la cadera haciéndola más susceptible a padecer EAD. Los Rottweiler en cambio, son más tolerantes a la laxitud pasiva que los ovejeros Alemanes y por ende más resistentes al desarrollo de EAD. Esta diferencia podría ser explicada por la mayor masa muscular del Rottweiler que impediría la conversión de laxitud pasiva mensurable en laxitud funcional, la cual fomentaría el desarrollo posterior de la EAD

OTRO MÉTODO RADIOLOGICO

La vista radiográfica del borde acetábular dorsal o método del DAR (borde acetábular dorsal)

La incidencia radiológica del borde acetábular dorsal, tiene por objeto evaluar la integridad de la porción del acetábulo que recibe la mayor parte del peso corporal.

Esta proyección es útil para apreciar el borde acetabular dorsal, donde ocurren la mayoría de los cambios osteoartrósicos secundarios.

83

No obstante, más que por su utilidad en el diagnóstico de DC, el método del DAR, se considera valioso cuando se planea una osteotomía pélvica (la osteotomía correctora puede estar contraindicada en pacientes con daño del borde acetabular)

Para ésta toma radiográfica, el animal es anestesiado y colocado en decúbito esternal, con los miembros posteriores llevados hacia craneal hasta que los fémures queden paralelos con el eje del cuerpo. Se coloca una faja o cinturón entre los muslos para alinear los fémures más cerca del cuerpo. La tibia se angula 120 ° con respecto al fémur y la cadera se rota internamente 45° para evitar que el trocánter mayor interfiera en la visualización del borde acetábular. Con bolsas de arena se estabiliza la pelvis

En las caderas normales, la zona lateral del DAR es aguda y puntiaguda con la cabeza femoral y los borde congruentes. Con la subluxación repetida el borde del DAR se redondea, las superficies articulares son incongruentes y aparecen osteofitosis

Otras formas de diagnostico de Displasia de cadera

Diversas publicaciones recientes han evaluado el uso de **ultrasonido** en los niños recién nacidos para él diagnostico temprano de la luxación congénita de la cadera. Los hallazgos más importantes, relacionados con la anatomía de la cadera infantil, mediante el ultrasonido, han sido efectuados por Graf, en Austria, quien diseño una clasificación ultrasonográfica de la displasia de cadera (Beaty, 1991)

La Absormietría de energía dual de rayos X (DEXA) que determina el contenido mineral óseo, desde etapas muy tempranas de crecimiento y también se puede determinar los valores de densidad mineral ósea (DMO) (Lephine et al, 1998)

COMENTARIOS Y CONCLUSIONES

La extensión universal de la enfermedad, el elevado porcentaje de individuos afectados, el gran número de razas sensibles, la gran variabilidad de teorías sobre etiología, heredabilidad, tratamiento y control, mantuvieron durante mucho tiempo un estado de general confusión, con respecto a la DC.

Es en los últimos años donde la mayoría de estos aspectos se han aclarado. Encontrándose numerosos artículos sobre el tema y gran cantidad de investigaciones realizadas, sin embargo continua siendo muy escasa la bibliografía clara y completa.

Uno de los grandes inconvenientes que se han observado en nuestro país, es la falta de un organismo centralizado que sea capaz de regular las medidas de crianza destinadas a disminuir la incidencia de esta patología. En una situación distinta se encuentran otros países como los europeos y algunos latinoamericanos, como Brasil.

Al analizar los aspectos anatómicos, fisiológicos y biomecánicos de la articulación coxofemoral del perro se puede determinar que esta articulación, depende en gran medida, de la potencia de la masa muscular que la rodea para mantener su estabilidad.

Riser, 1974 define esta patología como una malformación congénita de la articulación de la cadera, en la que el acetábulo cotiloideo y la cabeza femoral, no concuerdan mutuamente Esta ausencia de conformidad entre la cabeza femoral y el acetábulo, permite denominarla ", "displasia de cadera" **Dis**: anormal y **Plasia**: desarrollo anormal.

En 1958 un grupo de investigadores la define como, *un ejemplo de enfermedad biomecánica, representada por una disparidad entre la masa muscular primaria y el crecimiento rápido del esqueleto.* Esta teoría, es avalada por varias investigaciones realizadas posteriormente como Riser et al, 1967; Noden y Lahunta, 1990. Otros autores cuestionan esta hipótesis postulando el hecho de que la DC, se presenta también en perros de pequeño y mediano tamaño como el Cocker Spaniel y el Beagle, siendo descripta también en gatos y chinchillas. Loeffler, 1991, considera que el rápido crecimiento corporal no es el factor único o indispensable en la aparición de la DC.

Al revisar los aspectos etiológicos y fisiopatológicos, Smith, 1963, concluye que es una enfermedad de etiología **poligénica multifactorial**, influenciando en su presentación factores ambientales y de manejo, en individuos genéticamente predispuestos.

Se observó que son numerosos los factores externos (ambientales y de manejo), que son capaces de afectar el desarrollo de la articulación, desde la fusión de las células hasta la maduración completa de las articulaciones coxofemorales.

Se analizó la influencia de la velocidad de crecimiento en la presentación de la DC, concluyéndose luego de analizar la bibliografía, que un sistema esquelético que crece rápidamente es más propenso a sufrir esta enfermedad que uno que crece lentamente.

También se examinó la alimentación de los cachorros en cuanto a proteínas, energía y calcio, determinándose que la concentración de la proteína de la dieta no influye dentro de un amplio rango en la incidencia de la enfermedad, en cambio el consumo de una dieta rica en energía y con elevada cantidad de calcio son dos factores claves en el desarrollo de la enfermedad.

Se investigó la influencia de la raza en la presentación de la DC, observándose en los análisis estadísticos realizados por la OFA, que los animales en cuya selección se tuvo en cuenta las características de su aparato locomotor, presentaban una escasa incidencia de la enfermedad. No ocurría lo mismo en animales de guardia, pastor o pelea, en los cuales la incidencia de la enfermedad es alta.

Riser, 1996, afirma que la prevalencia disminuye en forma marcada en las razas que tienen huesos cortos y peso corporal liviano. Presentándose raramente en razas de perros cuyo peso medio adulto es de 10 Kg y miden menos 30 cm de altura.

Varios autores advirtieron que los cachorros que presentaban hiperlaxitud articular, las fuerzas ejercidas por el propio peso sobre los componentes articulares, actúan de manera incorrecta terminando por producir lesiones en los cartílagos articulares.

Lust et al, 1980, observo que los animales más afectados con DC presentan mayor volumen de liquido sinovial que los pacientes sanos. El mismo autor compara el índice de masa muscular pélvica y la incidencia de DC, concluyendo que los perros pertenecientes a las razas relativamente libres de displasia, tienen un elevado índice de masa muscular pélvica.

También se descubrió que existen factores hormonales implicados en el desarrollo de esta patología, De acuerdo a investigaciones realizadas por Mansson y Norberg, 1961, se conoce que la inoculación de hormonas sexuales femeninas en perros en periodo de crecimiento puede provocar la DC.

Loeffler, 1991, observó que un trabajo muscular excesivo en animales jóvenes, por largas marchas o entrenamientos riguroso, favorece los fenómenos degenerativos en articulaciones displásicas.

Cardinet et al, 1997; Lust et al, 1985 y Todhunter, 1997, afirman que la DC es una enfermedad sistémica aunque manifestada con predominio en caderas.

Leigthon, 1997, comprobó que es una enfermedad causada por la interrelación de factores hereditarios y ambientales. También destacó que no había evidencias concluyentes que la DC estuvieran causada por un gen aislado, ya sea dominante o recesivo Desde entonces la hipótesis dominante ha sido que esta enfermedad tiene un patrón de herencia poligénica en todas las razas caninas.

Stur, 1997, indica que el índice de heredabilidad de la displasia es de mediana a alta. Leighton, 1997, en cambio determina que el cálculo de heredabilidad es un parámetro poblacional, es decir que sus valores no son constantes biológicas y difieren de una población a otra.

Smith, 1997, establece que el diagnóstico tentativo se establece por la anamnesis, sintomatología y datos palpatorios, Sin embargo el diagnóstico definitivo se realiza por la identificación radiológica de laxitud articular y cambios morfométricos o degenerativos secundarios.

Para Douglas, 1975 examen clínico debe incluir la palpación de la articulación, la evaluación estática, el análisis de la marcha y los exámenes radiológicos de la cadera del paciente.

Ford, 1992, los síntomas clínicos varían con la edad del animal. Clínicamente se pueden dividir en dos tipos de pacientes: perros jóvenes con un cuadro clínico agudo que se establece entre los 5 a 8 meses de edad, caracterizada por una disminución brusca de actividad, asociada a un fuerte dolor del tercio posterior y los animales adultos, con enfermedad articular crónica, cuyos signos clínicos están relacionados con la distensión de la articulación y la osteoartrosis secundaria.

Para Morgan, 1997, el cuadro clínico de la DC es múltiple, no presentándose siempre de una forma característica, no siendo estos signos exclusivos de la DC, por lo tanto recomienda siempre practicar un buen examen semiológico del aparato locomotor y neurológico para descartar otras patologías.

En el hombre es muy popular la palpación para determinar la presencia o ausencia del signo de Ortolani en recién nacidos, antes que se desarrollen los signos clínicos o cambios radiológicos. La misma técnica ha sido adaptada para su uso en animales, teniendo para Chalman, 1984, un gran valor diagnóstico. Según Smith, 1997, los métodos palpatorios no han demostrado tener validez diagnostica en caninos.

Riser, 1996, afirma que el diagnostico definitivo de la DC debe realizarse a través del examen radiográfico. El valor diagnóstico de las radiografías depende de su calidad, la posición de paciente, la dirección de los rayos x y de la técnica utilizada.

Martínez Hernández, 1992, comenta que la radiografía es el medio fundamental para el diagnóstico de esta lesión, detectándose en muchos casos en exámenes rutinarios y radiografías estándar realizadas para la selección de crías o por otros problemas, que afectan a la articulación coxofemoral.

En la práctica el empleo de la radiología es fundamental para el control DC, es aquí donde adquiere importancia el rol que desempeñan los clubes que agrupan a los criadores de las distintas razas.

En la argentina la lucha contra la displasia está muy bien reglamentada por el POA, (club de Ovejeros Alemanes) que inició la lucha contra la DC desde 1975, pero lamentablemente el resto de la cinofilia no han podido concretar aún medidas eficientes de control. Se espera que en un futuro cercano los clubes especializados aprovechen la experiencia del POA y elaboren eficientes planes de lucha contra la DC. En el resto de Sudamérica solo en Brasil y Uruguay, existen organismos integradores que nos aportan información al respecto. El único método aceptado en estos países es el método de la OFA, con medición del ángulo de Nolberg, no existiendo conocimientos sobre el Método de Penn-Hip.

A pesar de los inconvenientes del método de la OFA (la necesidad que los perros sean mayores de 12 o 24 meses para realizar la evaluación roetnograficas, la variabilidad en la interpretación de las placas llevadas a cabo por los radiólogos, la posibilidad de enmascarar la laxitud por la "tensión" de la cápsula articular), ha sido el estándar por más de 30 años en todo el mundo.

Con respecto al método de Penn-Hip son muy pocos los países, aparte de EEUU, que cuentan con veterinarios autorizados para llevar a cabo dicha técnica. El equipo mínimo recomendado debe tener 300 mA y se debe contar con una maquina de revelado automático, para poder ser autorizados para emplear el método de PennHip. Sumado a esto la realización de tres radiografías encarece aún más el estudio radiográfico, agregando a esto la obligatoriedad de enviar las placas a EEUU, y el seguimiento durante varios meses de los animales menos afectados. Hacen esta técnica muy costosa tanto para el veterinario como para el propietario o el criador.

Por los motivos anteriormente expuestos se considera muy difícil aplicar en forma masiva el método de PennHip, se cree que los esfuerzos de los propietarios se deberían orientar hacia la educación con respecto al manejo y control de los animales de las razas predispuestas. Se deberá concientizar a las distintas asociaciones que agrupan a los perros de raza de efectuar controles radiográficos para evaluar la presencia de la enfermedad y la necesidad de tomar drásticas medidas de crianza ante la presencia de un animal displásico

Con respecto a otras formas de diagnóstico no radiográfico, como ultrasonido, resonancia magnética, etc., es probable que en el próximo milenio se puedan realizar de forma rutinaria, por el momento no pueden ser considerados como elemento de diagnostico para ser utilizados de forma rutinaria.

BIBLIOGRAFIA

♦ Agut, A.; Giménez, A.; Sánchez Valverde; M.A. **Radiodiagnóstico de pequeños animales**, Interamericana, Madrid, 1991, 326p.

♦ Anderson W. & Anderson B.; **Atlas of canine anatomy**, Philadelphia, Naverly com., 1994, 757-1067 p.

♦ Banks, W.; **Histologia Veterinaria Aplicada**, 2da Ed, México, Mexicana, 1996, 566-597p.

♦ Bassett, F. H.; Wilson, J. W; Allen, B.L.; Azuma, H. **Normal vascular Anatomy of the head of the femur in puppies with enphasis of the inferior retinacular vessels**, J Bone and Joint Surg. 51 a (6); 1969, 1139-53p.

♦ Cardinet, H.; Lust, G.; **Conferencia internacional sobre displasia coxofemoral y osteoartritis en caninos**, Sel. Vet. , Vol.5, N° 6, 1997,454-455p.

♦ Chalman, J.A.; Butler, H:C: ; **Coxofemoral joint laxity and the Ortolani Sign** JA.H.A. 21: 671-671p, 1984.

♦ Dammrich, K.; **Relationship between nutrition and bone growth in large and giant dogs**, J. Nutr. 1991; 121p.

♦ Donald T; **Texbook of Veterinary Diagnostic Radiologic**, Saunders, Philadelphia. 1986, 563p.

♦ Douglas, S.; Williamson, H.; **Diagnóstico Radiológico Veterinario**, Acribia, Zaraqoza, 1975, 330p.

♦ Dyce, K.; Sack, W.; Messing, C.; **Anatomía Veterinaria,** Panamericana, Buenos Aires, 1991, 487p.

♦ Evans, H.E; Miller´s ; **Anatomy off the dog**, México, Interamericana, McGraw-Hill, 3^{era} Ed, 1991, 368p.

♦ Ford, R.; **Signos clínicos y diagnostico en pequeños animales**, Panamericana, Bs. As, 1992, 654p.

♦ Hedhammar A.; **Overnutrition and skeletal disease**. An experimental study in great Danes dogs, Cornel Vet. 64 (Suppl 1): 1- 170 p, 1974.

♦ Kaderly, R, E; Anderson, B.G.; Anderson, W.D. **Extraosseous vascular supply to the mature dog´s coxofemoral joint.** Am. J.Vet: Res: 43(7): 1206-14p, 1982.

♦ Kaderly, R, E; Anderson, B.G.; Anderson, W.D.; **Intracapsular and intraosseous vascular supply to the mature dog´s coxofemoral joint,** Am. J.Vet: Res: 44(10): 1805-82p, 1983.

91

◆ Klaus-Dieter, B.; Wolfgang F.; Mc Carty, P.H.; **Anatomy of the dog,** Mosby–Wolfe, 3th ed, 1994,.13-23 p.

◆ Leigthon, A. E., **Aspectos Genéticos,** Sel. Vet. , Vol.5, N° 6, 1997, 466p.

◆ Lephine, A.J.; Reinhart, G.A.; **La alimentación de los perros de raza grandes en crecimiento, Simposio de Nutrición Clínica,** 12-17p, Bs. As, Argentina, 1998.

◆ Lewis, D. D.; Mc Carty, R.; Pechman, R.; **Diagnosis of common evelopmental orthopedic in: Radiology in practice,** Compendium Collection, New Jersey., 1994, 155-175p.

◆ Loeffler, K.: Etiología y patogénesis, pronostico general en **Ficus, H.J;** Displasia de cadera en el perro, **Barcelona; Grass, 1991,66p**

◆ Lopez-Vale, H.L; Cans and Cats. WWW. Cansanandcats.com ar, 1998

◆ Lust, G.; Beilman, T.; Redano, V. T.; **A relationsship between degree of laxity and synovial fluid volume in coxofemoral Joints of dogs predisposed for hip Dysplasia** , J.Am. Vet. Med. Assoc. 162: 662-668p, 1980.

◆ Lust, G.; Geary J. C; Sheffy, B.E. **Developed of hip. Dysplasia in dogs,** Am. J.Vet: Med. Asoc. Res:34(1): 87-91p, 1973.

◆ Madsen S.J.; **Cápsula y laxitud articular en la DCF.** Sel. Vet. , Vol.5, N° 6, 1997, 463 p.

◆ Maggi, J.; **La displasia de cadera ,** Ed Prensa vet. Arg., Bs. As, 1987, 61p.

◆ Mannson, J.; Norberg A.; **Hormonell hervorgerufene lockerheit des bandapparates derhufle gefolgtvon dysplasie,** Mdlemsb. sverrig. Vet. Forb. 13, 330-33p, 1961.

◆ Martínez Hernández, M. Larrea, A.;Garcia Fernadez, P.; **Radiología Veterinaria: pequeños animales,** interamericana. McGriw-Hill, Madrid, 1992, 491p.

◆ McLauglin, R.; Tomlinsson J. **Diagnóstico roetnográfico,** Sel. Vet. , Vol.5, N° 6, 1997, 448-452 p.

◆ Morgan, J.S.; **Alteraciones patológicas;** Sel. Vet. , Vol.5, N° 6, 1997, 457p.

◆ Noden, D.; Lahunta, A.; **Embriología de los animales domésticos.** Acribia, Zaragoza, 1990, 676p.

◆ Phiehler, L ; **Messungen am Hufgelenk des hundes,** Diss. Vet. Med., Berlin, 1967.

◆ Riser, W.H. & Shirer, J.F; **Correlation Between canine hip displasia and pelvic muscle mass: a study of 95 dogs.** Am. J. Vet. Res. , 28, 769-77p, 1985

- Riser, W.H. **Displasia de cadera canina** en Bojrab, M.J. **Fisiopatologia y clínica quirúrgica en pequeños animales,** 2da Ed, Philadelphia, C112, intermedica, 1996, 821-827 p.

- Riser, W.H.; **Canine Hip Displasia: Cause and control.** J. Am. Vet. Assoc. 165(4): 360-362p, 1974.

- Schebitz, C. B. ;Whilkens, H. **Atlas de Anatomia Radiográfica Canina y Felina,** Barcelona, 4ta ed, 1989, 240p.

- Schneider-Hais, M.; Terapia, Medidas Preventivas en Ficus, H.J; **Displasia de cadera en el perro,** Barcelona; Grass, 1991, 66p.

- Schnelle G.B. Atipical hip dysplasia . J.A.V.M.A. ,159-412p, 1971.

- Schnelle, G. B.; **Congenital displasia of the hip.** Vet. Med. Ass. 91st 253-258, 1954.

- Sisson, S & Grossman, J: D: Getty R. **Anatomía De Los Animales Domésticos,** Masson, Barcelona, 5^{Ta} Ed. 678p,1982.

- Smith GK, Gregor TP, Rhodes et al. Coxofemoral joint laxity from distraction radiography Am J Vet Res 1993; 54:1021-1042.

- Smith K. G.; **Avances Diagnósticos;** Sel. Vet. , Vol.5, N° 6, 458-459p, 1997.

- Smith, R.N.; **The normal and radiological anatomy of the hip joint of the dog.** J.Small animal. pract N°4, 74-78p, 1963.

- Sommer, E.;Grieco, C. **Displasia coxofemoral,** Clínica Veterinaria, II, N°8,1987, 10-14p.

- Sten, E. O.; **Displasia de la cadera en perros,** en Kirk R.; **Terapéutica Veterinaria,** Continental, México, 1980, 2456p

- Stur, I. Aspectos poblacionales y genéticos de la displasia coxofemoral en Ficus; Displasia de cadera en el perro, Barcelona; Grass, 1991,66p.

- Surribas Jorge, Lawzewitsh Irene, **Lecciones de Histologia veterinaria,** Vol. 2 (tejidos, epitelios, tej conectivo, muscular, cartílago y hueso) Hemisferio Sur,

- Synbiotics.www.vet.upenn.edu/pennHip.16/08/1999

- Thibau T, J. 1999. Diagnóstico Radiológico de Displasia Coxofemoral en el perro. 1as. Jornadas Australes de Medicina Veterinaria en Pequeños Animales, Valdivia, Chile, pp. 75-78.

- Todhunter J. R.;. **Mineralización epifisiaria en caderas normales o displásicas,** Sel. Vet. , Vol.5, N° 6, 1997, 462p.

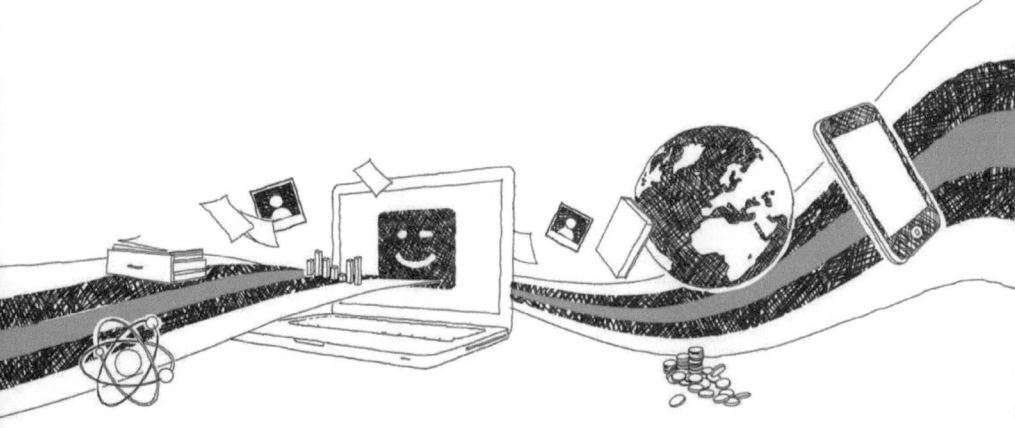
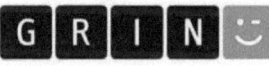